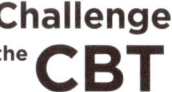

看護のための認知行動療法

白石裕子 編

金剛出版

看護のための認知行動療法

Cognitive Behavioural Therapy for Nurse

Challenge the CBT シリーズの序

総監修
石垣琢麿・丹野義彦

　1980年代以降，認知行動療法の理論と実践は全世界に広がりました。わが国では，2010年に認知療法によるうつ病の治療が保険点数化されたことからもわかるように，すぐれた先達のおかげで，この10年で急速に普及が進みました。わが国における認知行動療法の臨床研修システムはまだ十分とは言えません。しかし，臨床家・研究者は，これまでも，積極的に海外で学んだり，勉強会・研修会を継続的に開いたりして地道に経験と研鑽を積み重ねてきました。今後ますます増える認知行動療法を学びたいという人々にとって，これら先輩の経験は定番のテキストとともにとても貴重な資料となるでしょう。

　「Challenge the CBT」シリーズの第一の目的は，認知行動療法を実践している臨床家の経験や方法をわかりやすく解説し，身近に指導してくれる人がいないという場合の実践への敷居を低くすることです。シリーズの読者には，対人援助の専門家だけではなく，心の問題で苦しんでいる当事者や，そのご家族と関係者も含まれています。

　本シリーズには，無味乾燥なマニュアルや研究書ではなく，クライエントと治療者の喜びや苦労も含めて「日常臨床の姿」がはっきりと浮かび上がるような著作が集められています。認知行動療法ではさまざまなマニュアルが既に整備されていますが，それに従って実践するだけでは，当然のことながらうまくいきません。クライエントと臨床家とが互いに真剣に向き合うなかで，これまでにどのような工夫がなされてきたのかを知ることは，当事者や認知行動療法の初学者だけでなく，自分の臨床を振り返りさらに深めたいと考える経験豊かな臨床家にも資するところ大だと考えます。このシリーズが多くの方々の役に立つことを願ってやみません。

看護のための認知行動療法
【目次】

Challenge the CBT シリーズの序（石垣琢麿・丹野義彦）　003

序章　認知行動療法と看護との出会い ──── 白石裕子 011

第1部　看護に活かす認知行動療法の概観

第1章　認知行動療法を理解し看護実践に活用していくためのポイント ──── 白石裕子 017

1 − CBTの基本的概念（017）／2 − CBTの基本的テクニック（020）

第2章　国内外における看護認知行動療法の研究と実践 ──── 白石裕子 040

1 −国内外のCBTの研究の概観（040）／2 −国外におけるCBT実践看護師の検討（045）／3 −看護師によるCBT実践と研究の課題（047）／4 −米国における看護師によるCBTの現状（048）／5 −ベック研究所におけるワークショップ（056）／6 −国内における看護師によるCBTの研究と実践（063）

第2部　看護のための認知行動療法の実践と研究

第1章　うつ病の認知行動療法 ──── 岡田佳詠 073

0 −はじめに（073）／1 −看護職がうつ病患者にCBTを実施する意義（073）／2 −看護におけるうつ病患者へのCBTの研究動向（075）／3 −国内におけるうつ病看護への集団認知行動療法の導入と効果（078）／4 −うつ病看護にCBTを導入するうえでの課題（101）

第2章　幻聴に対する認知行動療法 ──── 則包和也 104

1 −幻聴の概要（104）／2 −幻聴が及ぼす患者への影響とこれまでの看護（106）／

3－幻聴への CBT（108）／4－幻聴への CBT を行うための注意点（119）／5－ホットチャートを用いた事例の紹介（122）／6－看護に CBT の視点を取り入れる（128）

第3章 退院調整チームによる認知行動療法 ──── 石川博康 130

0－はじめに（130）／1－CBT の技法とケースへの関わり（131）／2－CBT の実際（135）／3－個人への CBT を取り入れた支援──統合失調症患者の再燃・再発を中心にした CBT（139）／4－コーピング（対処法）について（152）／5－問題発生時に家族が行っている対処法（153）／6－CBT のトレーニングとスキルの発展（154）／7－集団への CBT を取り入れた支援の研究報告──重大な他害行為を行なった精神障害者の「注意サイン意識化プログラム」（155）／8－結論（159）

第4章 地域で生活する精神障害者に対する認知行動療法
──────────────────────── 國方弘子 161

1－自尊心の回復を目指した CBT の必要性（161）／2－自尊心（163）／3－地域生活をしている当事者の自尊心が低いときの様子（164）／4－自尊心回復グループ認知行動看護療法の実際（167）

第5章 重篤な統合失調症入院患者に対する認知行動療法
──────────────────────── 北野 進 196

0－はじめに（196）／1－看護師が CBT を行う意義（197）／2－統合失調症患者に対する CBT（198）／3－看護師による統合失調症患者に対する CBT（200）／4－精神科看護師のための CBT 実践に向けた4ステップ（201）／5－おわりに（235）

第6章 看護における認知行動療法の課題と展望 ──── 白石裕子 242

1－看護への CBT の適応（242）／2－看護師と多職種との連携（244）／3－看護師の裁量権の拡大と CBT（248）

編者略歴・執筆者一覧

看護のための認知行動療法

Cognitive Behavioural Therapy for Nurse

| 序章
認知行動療法と看護との出会い
| 白石裕子

　認知行動療法（Cognitive Behavior Therapy：CBT）は，1960年代のアーロン・ベックによる認知療法と，1920年代のパブロフの条件反射，1930年代のソーンダイクの試行錯誤学習，1950年代のスキナーのオペラント学習，1960年代のウォルピの系統的脱感作などを代表とする行動療法とが1980年代に融合した療法であり，1990年代からは，さまざまな研究や実践が行なわれ，エビデンスの高い療法として注目を浴びるようになった。

　わが国においては，当時慶應義塾大学の大野裕先生，鳴門教育大学の井上和臣先生が米国のフィラデルフィアにあるベック研究所での研修を終え，1980年代に認知療法を紹介したことから徐々に広がった。日本認知療法学会は2001年に第1回日本認知療法学会が開催され，現在では会員数も1,500名を抱える学会に発展している。

　CBTのさまざまな観点からの利点として以下のようなことが挙げられている。

①利用者の観点から，短時間で効果を得ることができる。
②効率の観点から，治療者の時間を効率よく配分できる。
③経済的観点から，費用対効果が高い。
④エビデンスによる観点から，確実な効果を生む療法である。

CBTが対象とする症状や疾患は、うつ病、不安障害、摂食障害、依存症、発達障害はもとより、以前は心理療法の対象外とされていた統合失調症、がん、慢性疼痛、慢性疾患などへの適用も含まれており、多岐の症状や疾患に対して有効であることが多くの研究で報告されている。

　これまでCBTは医師や心理士が中心となって研究・実践を行い、効果をあげてきたが、近年では、医療現場で働く看護師もその有効性に関心をもつようになってきた。

　筆者は、看護師として働きながら、心理療法に興味をもち、一旦看護師を辞めて大学に入学し、大学院で臨床心理士のコースを選択し、臨床心理士の資格を取得した。看護を実践していくにあたって、心理学の知識とスキルをもつことでケアの質が向上すると考えたからである。この大学院のときに井上和臣先生から認知療法についての講義を受け、その時は、「ああ、このような新しい心理療法があるんだ」という感想をもったが、看護との関連にまでは考えが及んでいなかった。

　その後、看護系の大学に職を得て、精神看護と臨床心理学を教えてきたが、精神看護の基本である「受容」「傾聴」「共感」や、たとえば幻聴や妄想に対する「否定も肯定もしない」などのような曖昧で漠然とした対応について不全感を感じ、もっと具体的で治療的な対応はないのだろうかという思いを抱いていた。そうしたとき、2003年にカナダのトロントで開催されたSigma Theta Tau国際看護学会に参加し、看護師が行なうCBTの実践研究の発表を聞く機会があった。そのとき、CBTは看護師が使えるセラピーだと直感し、すぐにその研究者とコンタクトを取り、看護師が行なうCBTについての文献の情報を教えてほしいと依頼した。しかし、その時点で研究者が教えてくれた情報は、医師や心理学者による文献が多く、看護師の研究論文はまだ少なかった。

　この国際学会がきっかけとなって、筆者は特に、統合失調症の症状へのCBTに興味をもち、国外の研究文献を読み進め、「統合失調症の症状への認知行動療法の動向と展望」として論文にまとめた（白石，

2004）。そして，2006年に研究文献や洋書を検索しているなかで，私の目に飛び込んできた一冊の本との出会いがあった。それは，シャロン・フリーマンらの著書である *Cognitive Behavior Therapy in Nursing Practice* である。この本の題名を見たときに，「私が探していた本はこれだ！」と思った。すぐにこの本がすでに日本語に翻訳されているかもしれないと思い検索したが，見つけることはできなかった。そこで，ぜひこの本を翻訳して日本の看護師がCBTを実践するためのテキストにしたいと思い，数多くの本を執筆されている井上和臣先生にコンタクトを取ったところ，星和書店から翻訳・出版させていただける運びとなった。それが2008年に出版された『看護実践における認知行動療法』である。この本は，CBTの概要や理論から，うつ病，統合失調症，慢性疼痛，高齢者，カップル，子ども，依存症などへのAPRN（Advanced Practitioner Registered Nurse：高度実践看護師）による実践が紹介されている。日本と米国での看護の資格制度の相違もあり，米国での実践はすぐに日本でも適用できるものではないが，この本は看護師がCBTを実践するための理論書としても非常に有用なものであると確信している。

　そして，本の出版にあわせて，シャロン・フリーマン博士を日本に招聘し，東京と大阪で「看護実践における認知行動療法」と題したワークショップが開催された。これは看護師を対象とした日本で最初のCBTのワークショップであった。シャロン・フリーマン博士は，1998年から2004年までアメリカのペンシルベニア・プレスビテリアン大学医療センターの依存症入院施設，精神科急性期病棟の臨床管理者を務め，認知療法学会認定の認知療法士，APRNの資格，社会学の博士号と心理学・看護学の2つの修士号を有している。

　ワークショップ参加者は，大阪，東京とも50人程度であり，各地でCBTの実践や研究を行なっている看護師や心理士などの実務者，CBTに関心のある大学教員，大学院生，これから実践を行なっていきたいと考えている看護師などが出席した。ワークショップは2日間行なわれ，

同時通訳として，心理士で実践家でもある方々にも参加していただいた。ワークショップの内容は，CBTの理論や看護実践へのCBTの適用，看護理論とCBTの統合，うつ病へのCBT，依存症やパーソナリティ障害といった慢性障害へのCBTなどであり，ロールプレイを交えて，具体的に学ぶことができた。そのなかで参加者からの質問に「看護師は心理士や医師のように構造化されたセラピーの場をもたないが，CBT実践は可能なのか？」というものがあった。博士は「CBTは患者との2分間の立ち話のなかでも実践できる」と答えていたのが印象的であり，筆者はこれからのわが国での看護実践におけるCBTへの期待を膨らませていた。

本書は，臨床心理士，看護師，看護教員としてCBTを実施している筆者（白石）が，まず第1部第1章および第2章においてCBTを概観し，国内外における看護師のCBTの実践方法や研究例を挙げ，次に第2部において各地でCBTを実践している看護師や大学教員の方々に，それぞれの実践と研究について記述してもらい，第2部第6章で再び筆者が看護におけるCBTの課題と展望を提起する構成とした。

執筆者には，女性のための集団CBTを実践している筑波大学の岡田佳詠氏，地域で生活する精神障害者のCBTを実践している香川県立大学の國方弘子氏，精神科病棟における幻聴の対応についての研究を実践している弘前大学の則包和也氏，退院調整チームでCBTを実践している都立松沢病院の石川博康氏，医療観察法病棟でCBTを実践している都立松沢病院の北野進氏にお願いした。

本書がこれから看護のなかでCBTを実践しようとしている方々にとって，CBTの研究会・勉強会や実践に役立つ一冊となることを確信している。

文献

白石裕子（2004）統合失調症の症状への認知行動療法の動向と展望．香川県立保健医学大学紀要 1；117-122．

【第1部】
看護に活かす認知行動療法の概観

| 第1章

認知行動療法を理解し看護実践に活用していくためのポイント

| 白石裕子

認知行動療法（以下，CBT）とは，「個人の行動と認知の問題に焦点を当て，そこに含まれる行動上の問題，認知の問題，感情や情緒の問題，身体の問題，そして動機づけの問題を合理的に解決するために計画・構造化された治療法であり，自己理解にもとづく問題解決とセルフ・コントロールに向けた学習のプロセスである」と定義される。そして，CBTの最終目標は，自分自身が自分の治療者となることである。

本章では，CBTを理解するために押さえておきたい基本的なポイントについて述べていきたい。

1 CBTの基本的概念

CBTの基本モデルを図1に示した。この図では，過去の体験が個人のスキーマ（中核信念）を形成することを表わしている。スキーマは日常的には良好に機能しているが，ストレスと感じるような出来事が生じた際に活性化され，非機能的な自動思考が生じ，それによって，非機能的な感情や行動の変化が顕在化するということもこの図は表わしている。

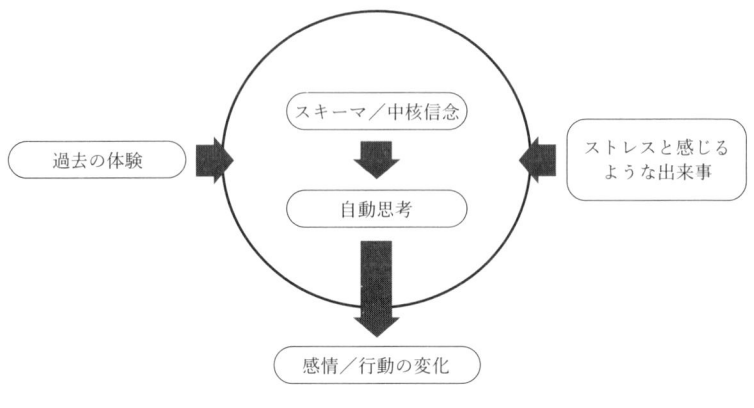

図1　CBTの基本モデル

1.1　スキーマ（Schema）／中核信念（Core Belief）

　スキーマとは，中核信念ともよばれ，他者や環境との相互作用による個人の経験を通して幼少期から発達するものとされる。また，個人のなかにある「私は自分では何もできない」や「私は誰にも愛されない」などといった，かなり一貫した知覚や認知の枠組みでもある。それは通常，自分でも気づかないことが多く，人生のさまざまな場面で強化されていき，さらに強い自己や世界や未来に対する中核的な信念となっていく。

事例1

　アルコール依存症の50歳代のAさんは，小さいときから両親になにかにつけて成績の良い兄と比べられることが多く，頑張ってもなかなか兄のようにはなれないと感じていた。20代で結婚して自営業を始め，しばらくは順調であり，子どもも生まれて頑張っていた。そのときは両親にもいろいろなものを買ってあげたりしていた。その後，商売を手広く展開しようとしたところ，経営状態が悪化し，商売を手放さざるを得なくなり，その頃から連続飲酒をするようになり，妻とも離婚した。一人になってから

は，ギャンブルで生計を立てたり，兄からお金を借りることもあった。そんなAさんに対して兄は，「お前は何度言ってもわからないのか！」「今度そういうことをしたら，もうお前のことは知らないぞ！」と叱ることが多く，Aさんはそのような叱責を受けながらもどうにもできない自分の弱さを恥じるばかりだった。その後アルコール依存症となり，その専門病棟に入院し，集団CBTや心理教育を受けるうちに，いつも「私は誰にも認められない」「私は兄のようにはなれない」という考えが根強くあることがわかった。商売を頑張り，手を広げようとしたのも，両親にいろいろ買っていたのも，両親や兄に自分を認めてほしかったという思いからであった。そして，それがだめになると「誰にも認めてもらえない」という中核信念が刺激され，そのためにアルコールに逃避していたことがわかった。

1.2. 自動思考（Automatic Thought）

自動思考はスキーマとは対照的に，比較的不安定で，一時的なものであり，ある特定の状況（ネガティブな状況に限らない）に直面したときに自動的に起こる習慣的で反射的な考えである。そのため，その考えは自分自身にとって，受けいれやすく，もっともらしくみえる。内省によって理解することが比較的困難なスキーマと違う点は，自動思考は内省することで気づくことが容易であり，直接考えていることを聞くことで他者にも判断できることが多い点である。

事例2

出産後うつ病で通院中の20代のBさんは，近所で楽しそうに笑いながら歩いている母子を見ては，「ああ，私はなんてだめな母親だろう」という考えが反射的に浮かび，その後，さらに抑うつ的な気分が強くなっていた。これは，「楽しそうに歩いている母子」という，健康であれば特に問題を生じない中立的な刺激が，Bさんの「私は良い母親ではない」というスキーマを刺激し，このような自動思考が反射的に起きたと考えられる。

1.3. 認知の歪み (Cognitive Distortion)

　認知の歪みは，ストレスなどで心理的苦痛を感じたときに，より明らかになる。それは個人の考え方の思い込みやルールとして表わされるが，不適切なものであることが多く，適応的な行動が妨げられるほど歪んでいる場合もある。認知の歪みには，いくつかのパターンがある（表1）。このパターン表は，患者に示すことによって認知や思考がどのように誤っているかを理解させる際に有用である。

2　CBT の基本的テクニック

　CBT には認知的技法と行動的技法に分類される多くのテクニックがある。認知的技法には，「認知再構成法」「ソクラテス式質問」「階層化スケーリング」「長所と短所の検討」「下向き矢印法」「ノーマライジング」「心理教育」「読書療法」などがある。

　行動的技法には，「ホームワーク」「社会的技能訓練（Social skills training）」「暴露療法（エクスポージャー）」「活動活性化（活動記録表）」「行動実験」「コーピング・カード」「自己主張訓練（Assertiveness training）」「問題解決技法」「行動リハーサル」「リラクセーション（Relaxation training）」などがある。

2.1. 認知的技法

2.1.1 認知再構成法（自動思考記録表）

　認知の歪みや自動思考に焦点を当てて修正する方法が認知再構成法である。認知再構成法には，通常アーロン・ベックが用いた，状況，情緒，自動思考，合理的思考，結果という5つのコラムに分けられた自動思考記録表を用いるが，大野（2010）はこの5つのコラムに，自動思考を裏付ける事実（根拠）と反対の事実（反証）を加えることで，適応的思考を導きやすくする7つのコラム表を推奨している（表2）。

表1 認知の歪みの例

認知の歪み	意味	例
「全か無か」の思考	物事を白か黒かという極端なカテゴリーに分類してしまい、灰色のままにしておくことができない。	「人生は成功か失敗のどちらしかない。私は負け犬だ」
自己の関連づけ	上手くいかないことは何でも自分自身の欠点や不手際のせいだと考え自分自身を責めてしまう	「イベントが上手くいかなかったのは、私が頑張らなかったせいだ」
情緒的な理由づけ	客観的な条件や証拠に注目せず、自分の感情を絶対視して結論を導いてしまう。	「私自分のことを無能だと感じる。だからそれは事実に違いない」
「べき」思考	自分や他者を含めさまざまな事物について「こうあるべき」という頑固な考えを持ってるため、それらへの要求レベルが高くなり、結果として、要求が満たされないことが多くなってしまう。	「私はいつもみんなに良い人と思われなくてはならない」
選択的抽出	ものごとのネガティブな面だけにこだわり続け、他のポジティブな面に目を向けられない。	「自分の講義に対して何人かの学生から批判的な意見が出た」肯定面の否認
過度の一般化	ある出来事が一度起きると、その出来事が今後頻繁に起きると考えてしまう。「いつも…」とか「決して…」という考え方、ものの言い方をする。	「私がその部屋に行くといつもみんな黙ってしまう」
拡大解釈と過小評価	自分の短所は必要以上に注目してしまう一方で、長所は取るに足らないものと考えてしまう。	「私はみんなの中でいつも人の話を聞いているだけの退屈な人間だ」
レッテル貼り	自分や他者にネガティブなレッテル（「敗北者」「役立たず」など）を貼る。	「あの試験に失敗した私は落ちこぼれだ」
結論の飛躍	結果について見通しが立たないときはもちろん、望ましい結果が得られる可能性が高いときでさえも、具体的な根拠のないまま「悪い結果が出るだろう」と結論を出してしまう。	「あの人が挨拶を返してくれなかったのは、私のことを嫌っているからに違いない」

表 2　自動思考記録表

①状況 気持ちが動揺したり辛くなったりした出来事	
②感情 感情を一言で記入し，その程度に0〜100で点数をつける	
③自動思考 感情に伴って頭に浮かんだ考えやイメージを記入する	
④根拠 自動思考を支持する事実を記入する	
⑤反証 自動思考とは矛盾する事実を記入する	
⑥適応思考 バランスの取れた考え方を記入する	
⑦結果（今の気分） 自動思考を検討した後の，今の感情を記入する（新しい感情が生じた場合も記入する）	

　第1のコラムの「状況」には，気持ちが動揺したりつらくなったりしたときの状況を書き込む。ここには「それはどこで起こったのか」「そこで何が起こったのか」「誰がどのようなことを言ったのか」など，なるべく5W1Hを具体的に記入すると問題点がわかりやすくなる。

　第2のコラムの「感情」には，そのときの感情を書き込む。感情は一般に，「悲しみ」「不安」「憂うつ」「恐怖」「恥ずかしい」など1つの言葉で表現できるものとし，その感情がどの程度強いかについて，全くない場合を0％，これまでで一番強い感情の場合を100％として表わす。

表3　感情の種類

不安	憂うつ	悲しい	怖い
つらい	恥	がっかり	あきらめ
罪悪感	おもしろい	不満	パニック
楽しい	イライラ	落ち込み	うんざり
安心	爽快	うれしい	心配
絶望感	びっくり	やるせない	さわやか
誇らしい	愛情	屈辱感	傷ついた

　自分の感情が上手く表現できない患者やクライエントには，感情の種類を書いた表を示すと感情を特定しやすくなる（表3）。

　第3のコラムの「自動思考」には，そのときに浮かんでいた考えやイメージを記入する。心の動揺があったときは，そのときの状況をどのように認知（ものの受け取り方や考え方）するかが密接に関係しており，そのときの認知は自動思考として意識されるからである。ここでは，「私はいつも失敗している」「私はやっぱりみんなから無視される」など，主語を入れて表現するとその後の分析が容易になる。

　第4のコラムの「根拠」には，自動思考を支持する事実を挙げていく。この場合，「〜だろう」という自分の思い込みは退けて，「〜だった」「〜と言われた」という事実だけに注目することが重要である。

　第5のコラムの「反証」には，自動思考と矛盾する事実を挙げていく。このとき，患者だけではその事実が浮かばない場合もある。患者は自動思考を裏づける事実はすぐに思いつくが，自動思考を反証する事実を思いつくことは難しいことが多いからである。そこで，その反証が見つからないときには，「もう一度冷静になって考えて見ましょう」「もし親しい人が同じことで悩んでいたら，どのようにアドバイスしますか？」「以前の経験から学んだことで，今回も役に立ちそうなことはありませんか？」など，患者が客観的な視点を持てるように問いかけてみる。

第6のコラムの「適応思考」には，バランスの取れた考え方を挙げていく。ここでは，自動思考に対する根拠と反証を元に考えていくことを促す。自動思考を支持する根拠と反証を「しかし」という接続詞でつなぐと，患者が考えた事実に，客観的な事実が加えられることになり，適応的思考を導きやすい。

　こうした作業を患者と一緒に行なっていくことで，患者自身が自動思考を現実的に吟味する合理的な考えを引き出せるようになっていく。

　最後に第7のコラムの「結果」には，適応的な思考を導いた後の気分の変化を挙げていく。最初に自動思考に伴って生じた気分についての点数がどのように変化したかを患者自らが採点していく。たとえば，「悲しみが80％だったのが40％」「憂うつが70％だったのが30％」というように表現されることが多い。さらに「やる気が30％」など，新しい気分が生じる場合もある。

2.1.2　ソクラテス式質問

　哲学者のソクラテスは，自分の思想を弟子に教えるときに，質問を通して行なったと言われている。ソクラテス式質問は，治療者が質問をすることで患者の気づきを促すような面接技法である。治療者は結論めいたことは言わず，患者の話の矛盾する点への質問を繰り返す。質問に答えるうちに，患者が矛盾点を考え直し，新たな適応的思考を患者自身が導いていくというもので，偏見や思い込みの発見・修正などの利点がある。患者自らが答えを導いていくことから，発見への誘導（Guided Discovery）ともよばれる。

　ソクラテス式質問は，看護師が行なう患者教育や保健師が行なう健康教育などの実践に有効であると考え，筆者は看護師や保健師のためのCBTの研修会の際にシナリオを用いて演習を行なっている。次に示すシナリオAはソクラテス式質問を意識せずに行なう面接で，シナリオBはソクラテス式質問を意識して用いたものである。

シナリオA

> 20代の男性。職場の上司との関係で悩み相談室を訪れる。
>
> 面接者：こんにちは。今日はどのような相談でここに来られましたか？
> Aさん：最近何をしていても自分が何もできない役立たずだと思えて……。上司からも同僚からも邪魔な存在だと思われているんです……。
> 面接者：それはおつらいですね。自分が役立たずだとどうして思われるのですか？
> Aさん：仕事をしていてもミスばかりで、上司からいつも注意されてばかりで……。
> 面接者：ミスばかりでは会社にいるのがつらいですね。
> Aさん：そうなんです。自分ばかりいつも叱られています。3日前にも取引先からの伝言を伝え忘れていて、次の日に上司に伝えた時に注意を受けたんです。
> 面接者：では、次の日には上司に伝えることができたのですね。
> Aさん：ええ、だから大した問題にはなりませんでしたが、気分がすごく落ち込んでしまって……。
> 面接者：それについてどなたかに相談されましたか？
> Aさん：隣にいた同期の仲間に話をしたら、「自分もよく叱られるから気にするな。自分のほうがたくさんミスしているよ」と言われました。
> 面接者：慰めてくれる同期の方がいて良かったですね。
> Aさん：自分のことをかわいそうに思ってくれたんだと思います。
> 面接者：あなたに頑張ってほしかったんだと思いますよ。
> Aさん：そうなんですかね……。そうかもしれませんね。

　研修会では、このシナリオを用いて参加者に面接者役と患者役になってロールプレイを行なってもらい、それぞれのシナリオについて長所と短所を挙げてもらっている。そうすることで、シナリオBのほうが、患者自らが自分で答えを出し、患者自身の気づきを促すような質問になっていることに参加者自らが気づくことができる。

　パデスキー（Padesky, 1993）によると、ソクラテス式質問には、4つのステージがある。

① 情報収集のための質問
「いつ？　だれが？」
「なぜそう思うのですか？」
「そのとき何を感じていたのですか？」
「以前はどうされたのですか？」

シナリオ B

20代の男性。職場の上司との関係で悩み相談室を訪れる。

面接者：こんにちは。今日はどのような相談でここに来られましたか？
Aさん：最近何をしていても自分が何もできない役立たずだと思えて……。上司からも同僚からも邪魔な存在だと思われているんです……。
面接者：ご自分のことを役立たずだと感じておられるのですね。どうしてそのように思われるのですか？
Aさん：仕事をしていてもミスばかりで、上司からいつも注意されてばかりで……。
面接者：それはおつらいですね。たとえばどのようなミスがあったのでしょうか？
Aさん：どのようなミスと言っても……たくさんありすぎて……。最近仕事に集中できなくて、自分がやることはすべて間違っているような気がします。
面接者：そうなんですね。では一番最近上司に注意を受けたのはどんなことですか？
Aさん：そうですね。3日前にも取引先からの伝言を伝え忘れていて、次の日に上司に伝えたときに注意を受けました。
面接者：最後に注意を受けたのは3日前ですね。一昨日と昨日は仕事には行かれたのですか？
Aさん：はい，行きました。
面接者：でも，何も注意を受けなかったのですね。その後も同じようなミスはありましたか？
Aさん：もう絶対に伝言ミスはしないように気をつけていたので、そのミスはありませんでした。
面接者：先ほどミスばかりすると言われたのですが、気をつけることでミスはなかったのですね？
Aさん：そうですね……。
面接者：ミスをして上司からいつも叱責を受けているとのことですが、周囲の人の反応はいかがですか？
Aさん：上司からは注意を受けるのですが、同期の仲間からは「自分もよく叱られるから気にするな。自分のほうがたくさんミスしているよ」と言われました。
面接者：同僚の人の言葉を、あなたはどのように感じますか？
Aさん：ただ、自分のことをかわいそうだと思って慰めているだけだと思います。
面接者：そうですか。では，もし，あなたが人を慰めるときにはどのようなことを思って慰めますか？
Aさん：う〜ん。そうですね，もう少し頑張ってほしいと思って慰めますかね。
面接者：もう少し頑張ってほしいということは、まだ一緒に働きたいということではないでしょうか。
Aさん：そうですね。
面接者：では，同僚の人の言葉はあなたにとって何を意味しますか？
Aさん：もしかしたら、自分のことを邪魔だと思っていないかもしれませんね。
面接者：そうですね。

※強調した部分がソクラテス式質問を意識したもの。

② 傾聴と熟考

うなずきながら十分に聞く。患者が口にしないことにも細心の注意を払いながら，言語・非言語で共感を伝える。

「なるほど」
「よくわかりました」
「もう少し詳しく話してください」
「あなたはこのように考えておられるのですね」

③ 情報の要約

「今までのお話からすると，あなたは自分のことを退屈で無能な人間だと感じているのですね」など，クライエントの言葉で返す。

④ 情報をクライエントの問題にあてはめるための分析的・統合的質問

「これらの経験があったとして，何が役に立ちそうですか？」
「自分のことを無能だと思うことについて，それ以外の説明がなされないのはどうしてでしょうか？」

ソクラテス式質問を患者に対して用いるには訓練が必要であり，それまでに同僚や家族などと質問の仕方の練習を積んでおくと，実際の場面で効果的な質問ができるようになる。

2.1.3 長所と短所の検討 (Advantage, Disadvantage)

ものごとや考えには，長所と短所が含まれている。長所と短所をそれぞれ具体的に検討することで，クライエントは自滅的な考えを改め，行動を変えることを学習できる。

事例3

27歳の男性Cさんは，2年間交際していた女性に一方的に別れてほしいと宣告され，それ以降気分が落ち込み，仕事には何とか行っていたが，人と合うことが苦痛になり，仕事が終わるとほとんど出かけず，休みの日

表4 「一人でいたほうが安全だ」という考えの長所と短所の検討

長所	短所
1. これ以上傷つけられなくて良い 2. 人に気を使わないで自分の好きなことだけできる 3. お金を使わないで済む	1. 新しい出会いの機会を失ってしまうかもしれない 2. 一生一人ぼっちでさびしい人生かもしれない 3. 心のなかがからっぽになってしまいそう 4. 異性と付き合わない人生は味気ない

も終日自宅にこもり外出しなくなった。そのうち朝起きることがつらくなり，会社に遅刻したり休むことも多くなり，上司から心療内科クリニックへの受診を勧められた。カウンセラーはＣさんの「一人でいたほうが安全だ」という考えに焦点を当て，この考えについての長所と短所をそれぞれできる限り一緒に挙げていった（表4）。そうすることで，この考えには長所もあるが短所も多いことに気づき，自分の行動を見直すことができた。

ウェルズ（Wells, 1997）はこのテクニックについて，「長所よりも短所をたくさん見つけるべきだ。思考や行動の短所が長所より多いと，人はそれを改めるように強く動機づけられる」と述べており，この作業を一緒に行なうことによって，患者は自分の考えや行動についての長所と短所が明確になり，合理的な考えや行動への動機づけが容易になるとしている。

2.1.4 階層化スケーリング

患者のネガティブな中核信念には，「人は成功者か失敗者かのどちらかである。私は失敗者だ」「私は全く役に立たない」などといった極端な思考の歪みがみられることがある。そうしたとき，スケール（尺度）を用いて，白か黒か，全か無かでなく，様々な濃さの灰色や中間点を導入することで，バランスの取れた現実的で適応的な評価ができるように

促していくことが有効である。

事例4

　40代のDさんは，夫と中学生と小学生の2人の子どもと暮らす専業主婦である。半年ほど前に，小学校の役員に選ばれ，初めは精力的に頑張っていた。しかし，他の母親があまり協力的でなく，自分ばかりが忙しいと感じるようになり，「みんなは私に仕事を押しつけているのではないか」と被害的に考えるようになった。近所に相談できる親しい友達もおらず，一人で思い悩むことが多くなり，夜間不眠や食欲不振が出現し，これまで熱心だった家事にも身が入らなくなった。心配した夫に勧められ近所の心療内科クリニックを受診し，抗うつ剤と精神安定剤を処方されたが，朝起きることがなかなかできず，家族に朝食を作ることができなくなった。クリニックでは，「私は家事ができなくなり，家族のなかで全くの役立たずになっている。こんな母親なんていても意味がない」と訴えた。カウンセラーは，Dさんの「全く役に立たない」という発言に着目し，面接を進めていった。

　カウンセラー（以下，Co）＿全く役に立たない，と思えることを具体的に挙げてみてください。
　Dさん＿朝，時間になっても起きることができず，夫が子どもに朝ごはんを食べさせて仕事に行っているので，私はなんてダメな妻で母親だろうと悲しくなります。
　Co＿朝ごはんはご主人が全部用意をしているのですか？
　Dさん＿私は夜のうちにお米は砥いで，あとはスイッチを入れるだけにはしています。
　Co＿では，お米を研ぐことはできているのですね。先ほど全く何もできないと言われていましたが……。
　Dさん＿そうですね，夜は大分調子がいいので，おかずを作っておくこともあります。

Co＿それでは、「全く役に立たない」というのを0%とし、「非常に役に立っている」を100%とすると、今の状況はどのように評価できますか？

Dさん＿そうですね、0%ではないかもしれませんね。30%くらいはできているかも。

こうした表現に変わることで、最初に感じた自分に対する「全くの役立たず」という評価を軽減することができて、「100%ではないけれども、30%は家族の役に立っている」というような肯定的な自己評価も可能になる。

また、不安が強い患者には、「一番悪いときの不安を100%としたら、今はどのくらいですか？」と聞くことで、患者自身から「今の不安は、だいたい70%くらいです」というような反応を引き出すことができる。このように、自分の思考や感情に対してスケーリングを取り入れることで、患者自身が自分の変化を数量的に捉えることができるようになり、セルフモニタリングが可能になっていく。

2.1.5 下向き矢印法（Downward Arrow Technique）

中核信念は柔軟性に欠け、過度に一般化されているため、下向き矢印法は患者の思い込みを明らかにする方法として利用される。中核信念が明らかになるまで、徐々に引き出されるさまざまな思考が患者にとってどのような意味をもつかを追求する方法である。

ここでは、定期試験で数科目が再試験となり、不安になってカウンセラーに相談にきた学生の例を挙げて説明する。

Co＿何があなたの不安をかきたてているのでしょう？

↓

学生＿再試験がいくつもあって単位が取れないのではないかということです。

Co＿もし，単位が取れなかったとしたら？

　　　　　　　　⬇

学生＿私は留年してしまうでしょう。
Co＿もし留年したとしたらどうなります？

　　　　　　　　⬇

学生＿私はもうこの大学を卒業することはできなくなります。
Co＿もし，この大学を卒業できなくなったらどうなりますか？

　　　　　　　　⬇

学生＿私は誰にも相手にされなくなり，仕事にも就けなくなります。
Co＿もし，あなたが誰にもあいてにされなくなり，仕事にも就けなくなるとすると，それはあなたにとって何を意味しますか？

　　　　　　　　⬇

学生＿私は社会にとって何の価値もない人間だということです（中核信念）。

2.2　行動的技法

2.2.1　ホームワーク

　CBTでは，セッションで獲得した知識やスキルを一般化して，現実の場面での適用を促進するための方法としてホームワークが重要視されている。ホームワークの遂行がスムーズに行なわれるための留意点として，以下のようなことが挙げられている。

①ホームワークは患者と協働で作成すること。
②課題をシンプルに保つこと。
③患者に選択権を与えること。
④何がいつどのように行なわれるかを具体的にすること。
⑤課題を達成したり，課題に関わることを強化し，その課題がいつでも可能であることを決定するために，重要他者を課題に引き込むこと。

⑥ネガティブな課題より，ポジティブな課題にすること（「〜してはいけない」より「〜しなさい」とする）。

ホームワークは次回のセッションのときに持ってきてもらい，その達成度について患者とともに検討し，フィードバックしていくことで，新しい適応的な考えや行動が実際の生活のなかで自分自身のスキルとして身についていくことが可能になる。

| 2.2.2　暴露療法（エクスポージャー）

エクスポージャーは，患者が感じている不安状況や恐怖状況に暴露することである。そうすることによって，不適切な信念に反証する新たな情報を入手し，「恐れていた結果が実際に起こらない」という体験を通して不安や恐怖の低減をはかるものである。

たとえば，社会不安障害（Social Anxiety Disorder：SAD）の認知モデルはクラークとウェルズ（Clark and Wells, 1995）の研究から，図2のように説明されている。このモデルでは，SADを強化し維持させているのは，自分を安心させるための回避的対処行動を取る「安全確保行動」である。

事例5

30代女性Eさんは，「人と会って話をすると，自分が何か変なことを言ってしまうのではないか」と恐れていた。彼女は，幼稚園での保護者会やスーパーでの会話といった社会的状況に直面したときに，「私はいつも変わっていると思われて除けものになってしまう」というスキーマが活性化され，それによって，「何をしていいかわからない」「冷や汗が出て，涙目になって震えてきた」「変な人だと思われている」という自動思考が生じる。その自動思考が涙目，震え，冷や汗，頭の中が真っ白になるなどの生理的・認知的状況をもたらし，その結果「変に思われたくない」ために，愛想笑いをする，小さい声で話す，あまり話さない，話しかけるときに相手の目を

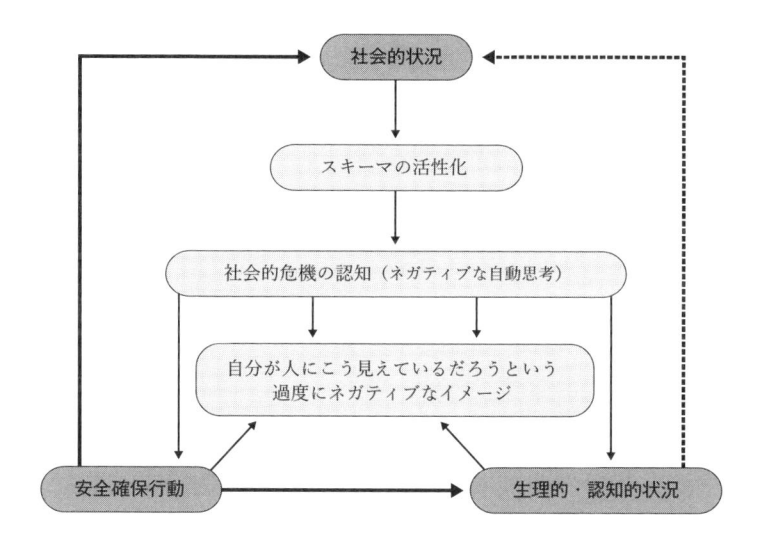

図2　社会不安障害の認知モデル（Clark and Wells, 1995）

見ない，などの安全確保行動を起こす。その安全確保行動が「私はすごく変な風に話している」という自己イメージとして定着し，SADが維持されていくのである（図3）。

このようなSADの治療として，薬物療法や認知再構成法とともに，人の前に出て社交的な話をするエクスポージャーを行なっていくことが有効である。まず，不安について，一番不安を感じない状況を0％，最大限に不安と思う状況を100％として不安階層表を作成し，一番不安の軽い状況からエクスポージャーを行なっていく。

このときに，不安に伴って起こる動悸，震え，冷や汗，頭のなかが真っ白になるなどの生理的状況がなぜ生じるかという説明（動悸や冷や汗などは，通常は現実的な脅威にさらされたときの恐怖反応であること。しかし，SADの患者が恐れる社交場面は，現実的には何ら脅威ではな

```
┌─────────────────────────────┐
│  保護者会・スーパーでの会話  │◄──────┐
└─────────────┬───────────────┘       ┆
              ▼                        ┆
  ┌──────────────────────────┐        ┆
  │ スキーマ＝私はいつも変っていると思われて │        ┆
  │   除けものになってしまう   │        ┆
  └─────────────┬────────────┘        ┆
                ▼                      ┆
  ┌──────────────────────────────┐    ┆
  │ 自動思考＝「何をしていいかわからない」│    ┆
  │「冷や汗が出て，涙目になって震えてきた」│    ┆
  │   「変な人だと思われている」   │    ┆
  └─────────────┬────────────────┘    ┆
                ▼                      ┆
  ┌──────────────────────────┐        ┆
  │ 自己イメージ＝すごく変なふうに話している │        ┆
  └──┬────────────────────┬──┘        ┆
     ▼                    ▼            ┆
┌──────────────┐   ┌──────────────────┐
│安全確保行動＝愛想笑いをする，│──►│生理的・認知的状況＝涙目，震え，│
│小さい声で話す，あまり話さない，│   │冷や汗，頭のなかが真っ白になる│
│話しかけるとき相手の目を見ない。│   └──────────────────┘
└──────────────┘
```

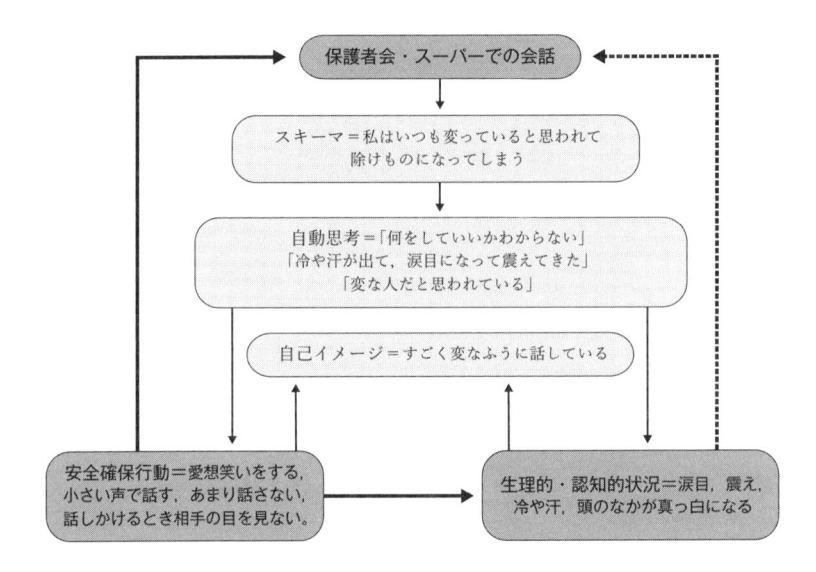

図3 Eさんの具体的な認知行動モデル

いので恐怖反応を引き起こす必要はないこと。恐怖反応を引き起こしたノルアドレナリンが脳に社会状況が危険であると認識させ，そのため社交状況では扁桃体がいつも恐怖反応を引き起こしてることなど）を心理教育として，患者が理解できるように説明する。

また，生理的反応を低減させるための自律訓練法，呼吸法，漸進的筋弛緩法などのリラクセーション・テクニックを一緒に練習し，さらにその場面をリハーサルして行なうとより効果的に実践できる。リラクセーションの訓練をしたうえで，不安階層表の弱い不安刺激を与えることを繰り返し，その不安が除去できれば，さらに強い不安刺激を与えるといった段階的な方法でエクスポージャーを行なっていく。

2.2.3 行動活性化

行動活性化は，達成感や楽しみを感じられるような活動を増やして，

うつ病を治療する方法である。この技法は、「行動変化が起こる前には気分の変化が起こることが必要であるという常識を拭い去る」ことを目的とする。実際、特に楽しい出来事が増えると、抑うつ的な気分や無気力やひきこもりといった非機能的な行動による悪循環を断ち切ることができる、という原理に基づいている。この技法は特に重篤なうつ病患者に有用なものである。抑うつ状態にある人は、自分には何も楽しいことがないと感じているため、どのような活動にも興味を示さないことが多い。治療者は、患者や家族や友人と一緒に、楽しい活動を計画して、活動スケジュール表を作成し、それを行なえるように促していく。活動計画は、スモールステップを基本として、段階的に達成可能な活動を提案し、小さな成功体験を積み重ねて楽しさを強化していくことが重要である。

事例6

70代の男性Eさんは、定年退職のあと、友人たちとテニスをしたり妻と旅行をしたりしてシニアライフを楽しんでいた。しかし、3年ほど前、腹部に疼痛が出現したため病院を受診し検査を受けた。大腸部にポリープがあると言われ、内視鏡にて切除した。特に悪性のものではなく器質的な問題はなかったにもかかわらず、手術後から腹部に違和感が残り、友人たちとの活動に不安を感じるようになった。また、ここ数年で親しかった友人の何人かが亡くなり、自分の健康に自信がもてなくなり、落ち込むようになってきた。自宅にひきこもり、ほとんど外出しないため、近くに住む長男が大学病院を受診させると、うつ病と診断された。入院中も病室から出ることが少なく、「何をやっても楽しくない」と話していた。担当看護師は、Eさんに行動活性化を試みることにした。まず、1週間の活動記録表を記入してもらった（表5）。

活動記録表を一緒に検討し、「何をしても楽しくない」と話していたEさんが、実は様々な活動に対して楽しさを感じていたことがわかった。そ

表5　活動記録表の一部

	月	火	水	木	金
6-7	起床 6				
7-8	ベッドの中 10	起床 6			
8-9	テレビ観賞 9	車にガソリンを入れる 4			
9-10	コーヒータイム 9	歯医者の予約 5			
10-11	買い物 5	買い物 5			
11-12	電話 3	掃除 6			
12-1	昼食 8	昼食 8			
1-2	読書 6	テレビ 8			
2-3	散歩 8	子どもの帰宅 7			
3-4	子どもの帰宅 7	宿題をみる 5			
4-5	夕食の準備 5	夕食の準備 4			
5-6		掃除 5			
6-7		夫の帰宅 3			
7-8	夕食 6	子どもと入浴 8			
8-9	夫の帰宅 3				
9-10					

こで，次に楽しさや満足感を感じる活動を主に活動スケジュール表を作成し，その前後で「達成感」や「満足度」などを評点してもらうことにした。

　この介入によりEさんは，活動をせずに横になっていると，ネガティブな考えがずっと頭のなかに浮かんできて気分が悪くなるが，楽しさや満足感を感じる活動をしているときは，ネガティブな考えが頭のなかに浮かぶことが少なく，気分が悪くなることが少ないことが理解できた。

　うつ病の人は，一般的に活動に対する困難感を過大評価し，さらに自分の対処能力や楽しむ能力を過少評価する傾向がある。活動計画を実行

した後，その活動に対する達成感と楽しむ能力について再評定する。それにより，予測と実際の経験における達成感や楽しさの違いが明らかになり，行動と気分における認知の効果として「気分は真実ではない」ことに気づくことができる。

2.2.4　行動実験

行動実験は，患者の信念や思い込みを一緒に検討し，修正するものである。行動実験は以下のような手順で行なう。

1. 行動実験をするための仮説を特定する（「もし〜ならば，〜になる」という形の推論）。
2. 結果を支持する現在の根拠を再検討する。
3. 妥当性を検証する具体的な実験計画を立てる。
4. 実験結果を記録し理解する。
5. 結果に基づき結論を出す。

事例 7

統合失調症で治療中の 50 代の女性 F さんは，薬の副作用によるジストニアが出現し，首が右側に傾いており，「廊下を歩くと皆が私を見て笑う」と訴えていた。散歩の促しにもほとんど応じず，自室にひきこもっていることが多く，活動と休息のバランスが十分に機能していない状況であった。そこで，F さんの担当となった看護学生の G は，指導教員と相談して，行動実験を行うことにした。

1. もし，F さんの訴えが本当ならば，F さんが廊下を歩いたら全員が笑うだろう。
2. F さんは，自分がトイレに行ったときに，隣の病室の患者に笑われた事実を訴えの根拠として述べ，隣室の患者が F さんの首のと

ころを見て笑ったという確信度は80％であった。
3. Fさんと看護学生が一緒に病室から売店まで歩いて，そのときすれ違った人の表情を観察し記録していく，という行動実験計画を立てた。
4. 売店まで歩いて行くときに，15人の人とすれ違った。そのうち3名が笑顔であったが，それは微笑んでいるような表情であった。
5. 4の結果をFさんと一緒に検討すると，Fさんは「人はもっと私の首の曲がりを見ているかと思っていたけれども，そうではなかったかもしれない」と答え，自分の首を見て人が笑うという確信度は30％に低下した。

　行動実験は，患者のもつ妄想や思い込みをすべて0にするのではなく，その人の思い込みや妄想により制限されている行動や気分の軽減を図り，妄想や思い込みの確信度を下げていくことを目標とする。

追記
本章は，岡田佳詠・白石裕子・北野 進・中野真樹子「認知行動療法が看護を変える！──導入の実際とその効果」（所収：『認知療法研究』4-1（2011）pp.16-26）のうち，白石裕子執筆箇所（pp.16-19）を初出とし，転載にあたって加筆修正を加えている。

文献
秋山剛・大野裕 監修／岡田佳詠・田島美幸・中村聡美（2008）うつ病の集団認知行動療法．医学映像教育センター．
アーロン・ベック＋ジュディス・ベック［古川壽亮 監修］（2008）Beck & Beckの認知行動療法ライブセッション．
Clark, D.M. and Wells, A（1995）A cognitive model of social phobia. In : R.G. Heimberg, M.R. Liebowitz, D.A. Hope, F.R. Schneider（Ed）Social Phobia : Diagnosis, Assessment and Treatment. Guilford Press, pp.69-93.
シャロン・フリーマン＋アーサー・フリーマン［白石裕子 監訳］（2008）看護実践における認知行動療法．星和書店．
デビッド・G・キングドン＋ダグラス・ターキングトン［原田誠一 訳］（2002）統合

失調症の認知行動療法．日本評論社．
マイケル・ニーナン＋ウィンディ・ドライデン［石垣琢麿・丹野義彦 監訳］（2010）
　　　認知行動療法100のポイント．金剛出版．
大野裕（2010）認知療法・認知行動療法治療者用マニュアルガイド．星和書店．
Padesky, C.A.（1993）Socratic questioning : Changing minds or guiding discovery ? A Keynote Address Delivered at the European Congress of Behavioural and Cognitive Therapies. London, 24, September, 1993.
デボラ・ロス・レドリー＋ブライアン・マルクス＋リチャード・G・ハイムバーグ［井上和臣 監訳／黒澤麻美 訳］（2007）認知行動療法を始める人のために．星和書店．
Wells, A（1997）Cognitive Therapy of Anxiety Disorders. Wiley.

| 第2章
国内外における看護認知行動療法の研究と実践
| 白石裕子

1　国内外のCBTの研究の概観

　米国で，シャロン・フリーマンらによる前述の *Cognitive Behavior Therapy in Nursing Practice* が発刊されたのは2004年であるが，その著書のなかに，「看護師の集団は，CBTの発展のなかで，今までずっと軽視されてきた。看護師は，苦痛の改善を援助するCBTを用いた看護介入のための，CBT訓練の機会をもっていなかった」という記述がある。この記述からも，現在は，世界的にみても看護におけるCBTの可能性が試行されている時期ではないかと考えられる。

　そこで，今後わが国の看護実践のなかでCBTがどのように展開されていくかを考えるために，まず国内外の研究文献を検討することから始めたい。

　文献検索は，国外論文については看護関連領域の文献検索データベースであるCINHAL Web版を用いて，"Cognitive Behavioral Therapy"と"Mental Health Nursing"をキーワードとして検索をした。国内論文については，医学中央雑誌Web版を用いてキーワードを「認知行動療法」と「精神看護」として検索を行なった。

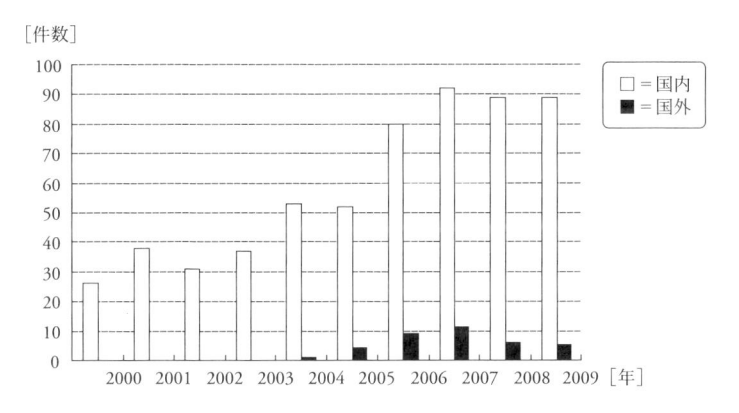

図1 国内外の看護領域における CBT 論文数の年次推移

　文献検索期間は，第1回日本認知療法学会が2001年に開催され，その後10年間で会員数が約6倍増加していることを考え，2000年から2009年までの10年間とした。文献検索の結果，CINHALでは587件，医学中央雑誌では36件が抽出され，これらの文献をもとに検討を行なった。国内外における論文数の推移は，図1に示すように，年次ごとに増加の傾向が見られた。

1.1　CBT の国外論文の動向

　国外論文発表国の比較では，アメリカが1番多く，イギリスがそれに次いで多かった（図2）。対象疾患では，精神疾患が61%で，物質関連障害，気分障害，摂食障害など，身体疾患では，筋骨格系疾患，悪性新生物を対象としたものが多く見られた。研究者の職種では，国外では医師や心理士などのパラメディカルが書いた論文が約500件と多く，看護師は25件と少なかった。

　国外論文の件数は，過去10年間で大幅な増大が見られ，精神疾患のみならず，多岐にわたる疾患でCBTが展開されていた。これは，医師

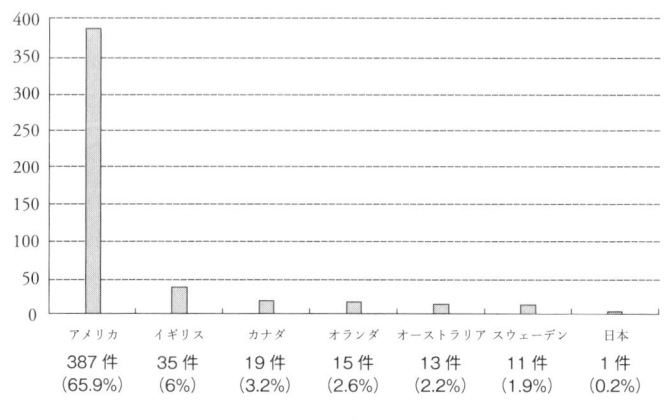

図2　国外CBT論文発表国の比較
アメリカ 387件（65.9%）
イギリス 35件（6%）
カナダ 19件（3.2%）
オランダ 15件（2.6%）
オーストラリア 13件（2.2%）
スウェーデン 11件（1.9%）
日本 1件（0.2%）

や心理士などのパラメディカルの貢献によるところが大きいが，看護師の研究も増加傾向にあり，今後さらに増加することが予測される。

1.2 国外の看護師によるCBT研究論文の検討

さらに，国外の研究論文で，看護師が筆頭著者の論文23件と，看護師が第二著者の論文2件の研究論文を詳細に分析した。

分析内容は，「研究国」「看護職の上級資格」「研究デザイン」「対象疾患・症状」「使用したCBT技法」「効果評定方法」「CBT実践の結果」の7つのカテゴリーで分類した。

1.2.1 研究国

アメリカが20件，スウェーデン，イギリス，韓国，カナダ，台湾が各1件であった。

1.2.2 看護職の上級資格

取得学位は修士8名，博士13名であった。看護師としての上級資格

図3 研究デザインの年次推移

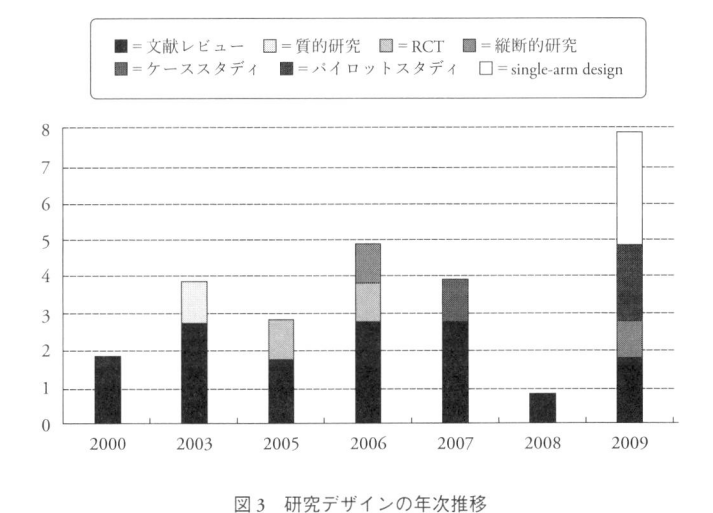

取得者は11名で、その内訳は、NP（Nurse practitioner：診療看護）、CNS（Clinical Nurse Specialist：専門看護師）、APRN（Advanced Practice Registered Nurse：高度実践看護師）などであった。

| 1.2.3 研究デザイン

文献レビュー16件、パイロットスタディ3件、縦断的研究、RCT、Single arm design が各2件、ケーススタディ、質的研究が各1件であった。研究デザインを年次ごとに見ていくと、文献レビューの比率が少なくなり、RCTやSingle-arm designの研究が増加していた（図3）。

| 1.2.4 対象疾患・症状

がん関連、気分障害が5件、統合失調症が2件、摂食障害、PTSD、強迫性障害、怒りと攻撃性、慢性疼痛、自閉症、HIV、多重診断、ホームレス、喫煙者、喪失体験をした介護者、腰痛をもつ看護師、パーソナ

リティ障害が各1件であった。

1.2.5 使用したCBT技法

認知的技法として，リフレーミング，スケーリング，ソクラテス式質問，自動思考記録，認知再構成法，DBT（Dialectical Behavior Therapy：弁証法的行動療法），動機づけ面接が挙げられ，行動的技法として，リラクセーション，漸進的筋弛緩法，アサーティブ訓練法，睡眠中断法，ホームワーク，呼吸再訓練法，刺激物の制限などが挙げられていた。

1.2.6 効果評定方法

うつ症状には，BDI（Beck Depression Inventory：ベックうつ病尺度），CESD（The Center for Epidemiologic Studies Depression Scale：米国国立精神保健研究所が作成したうつ病自己評価尺度）などが用いられていた。疼痛には，VAS（Visual Analogue Scale：視覚的アナログスケール），MPQ（McGill Pain Questionnaire：マクギル疼痛質問表）が用いられていた。睡眠尺度は，PSQI（Pittsburgh Sleep Quality Index：ピッツバーグ睡眠質問票），自尊感情はローゼンバークの自尊感情尺度，統合失調症には，BPRS（Brief Psychiatric Rating Scale：簡易精神症状評価尺度）が用いられていた。

1.2.7 CBT実践の結果

ほとんどの文献において，CBT介入により，うつ症状，睡眠症状，疼痛，服薬遵守率の改善が報告されていた。また，補完的療法としての，ヨガ，瞑想，マッサージなどを加えることで，さらに効果があると報告されていた。

2000年から2009年の10年間の国外における看護職のCBT研究の特徴をまとめてみると，全般的に文献レビューが多かったことが挙げられ

る。これは，この時期が，看護職が CBT を実践するにあたり，これまでの知見を概観し，これからの実践に備えようという時期であることが影響しているのではないかと考えられる。しかし，2006 年以降は，パイロットスタディを含む実践的・実証的研究が増えており，看護職が CBT の教育を受けそれを実践し，その成果を研究論文として発表することができるようになってきたのではないかと考えられる。

2 国外における CBT 実践看護師の検討

次に，実際どのような看護師が CBT を実践しているのかを，いくつかの文献から検討した。

チェンほかの研究（Chen et al., 2006）では，うつ病の集団 CBT の実践者を，急性期精神科病棟で数年間働き，その後少なくとも集団 CBT のチームリーダーを 2 年間務めた医療センターで働く修士課程修了の看護師としていた。

また，マチューズほかの研究（Matthews, et al., 2009）では，禁煙教育のプログラム実施者を，修士課程修了の臨床実践者もしくは患者と接触の多い職場で広範囲な経験のある者とし，博士号をもつ禁煙教育の専門家により，以下のような内容の訓練を受けることとしていた。

①このプログラムにおける認知行動アプローチの使用法
②喫煙に関する健康関連情報について
③動機づけ面接のテクニック
④禁煙への障害となるものを引き出す方法とその対処法
⑤グループファシリテーターの役割と責任
⑥参加への確信を引き出す方法
⑦参加者の喫煙への引き金，渇望，誘惑に対する対処の援助
⑧傾聴とフィードバックのスキル

表1　ターキントンらの研究における看護師への訓練内容

- 患者と治療同盟を形成することについての討議
- 精神症状をノーマライズする説明の考案
- 治療的アセスメント方法
- 精神症状の発生と維持についてのフォーミュレーションの検討
- 精神症状（幻覚，妄想，陰性症状）をマネジメントするためのCBTテクニックの実践
- 抗精神病薬のコンコーダンスの改善のためのセッション
- 自己や他者についてのより機能的な信念の展開
- 個別的な再発予防計画の開発
- 患者の理解を改善し，疾病に対してより対処できるためのCBTテクニックを柔軟に使用するための訓練
- ロールプレイの訓練（治療の各段階でCBTテクニックを自信をもって実践できることを目的とする）
- 訓練終了後，1週間に1回のスーパーヴィジョンを受ける。

　看護師の研究ではないが，特に学位やCBT経験をもたない看護師に対して訓練を行なうことで，統合失調症患者の症状改善が見られたというターキントンほかの研究（Turkington et al., 2006）がある。彼らは，統合失調症の人々と最も一般的に接触しているのは，メンタルヘルスに関わる看護師であるとしている。また，この看護師に対して訓練をし，訓練された看護師が短期CBTを行なうことで，さらに効果があるのではないかと考えた。看護師への訓練内容には表1のようなものが含まれている。訓練期間は10日間で，CBTに関する上級資格を有する看護師が，訓練者とスーパーヴァイザーを兼ね，「コミュニティで統合失調症患者のケアを行なっているが，CBTに関する基礎的な知識を有しない看護師」を対象として行なわれた。

　その結果，CBTを受けた患者群は，有意に病識が改善し，陰性症状が軽減した。精神症状や職業的回復，全般的症状，抑うつは有意な改善は見られなかったが，病識を改善することで抑うつを予防し，入院期間を短縮させ，入院の時期を遅らせることができた，と報告している。この研究のなかで，ターキントンらは，看護師によるCBTを行なうため

の提言として，以下のようなことを挙げている。

①メンタルヘルス看護におけるCBTをより広範囲に適応していくには，訓練機関数の増大（特に短期集中で行なえる訓練機関）が必要である。
②訓練後数年間にわたり，週1回以上の短期集中訓練コースに通うことが望ましい。
③心理社会的介入の訓練コースにおいて，CBTテクニックを学べることが必要である。
④スーパーヴァイザーのレベルは，修士課程修了以上が望ましい。

3 看護師によるCBT実践と研究の課題

以上の国外文献の検討から，看護師のCBT実践・研究に求められることとして以下のようなことが考えられる。すなわち，①系統的な訓練とスーパーヴァイズ（学位取得含む）を受けること，②研究デザインとしては症例研究からエビデンスを確立するためのRCTを推進すること，③効果評定法を確立していくこと，④実践後のフォローアップセッションの方法などを考慮していくこと，などである。

また，看護師が行なうCBTには，前提として，修士課程修了以上の学識と，数年の臨床経験のなかでのCBT実践経験が必要であるが，ターキントンらの研究からも，CBT経験のあるより高度なスキルと学位をもつ医師，心理士，看護師から教育訓練とスーパーヴァイズを受けることで，スタッフナースもCBTを実践することが可能ではないかと考えられる。

4 米国における看護師による CBT の現状

4.1 個人経営のセラピーセンターでの CBT

2008 年に東京と大阪で開催されたシャロン・フリーマン博士による「看護実践における認知行動療法」ワークショップ以後，筆者は博士との親交が続き，2009 年 9 月に博士が運営しているインディアナ州フォートウェインにある Center for Brief Therapy（以下，センター）での研修と，フィラデルフィアのベック研究所の 3 日間のワークショップに参加する機会を得た。フォートウェインは人口約 25 万人，キリスト教と同族コミュニティに忠実な自給自足の生活を送るアーミッシュも多く住み，町ではほとんど東洋人を見かけることがない米国中西部の都市である。

フリーマン博士のセンターは，心理士の事務所や法律事務所や保険代理店などが集合する Professional village の一角にあった。

センターは，フリーマン博士とタミー（アメリカ心理士協会および州の認定を受けた心理士）の 2 人のセラピストと秘書のローラ，その他 1 名のアシスタントで構成されており，2 つのカウンセリングルームと受付，事務室，プレイルーム，キッチン，研修室，トイレがあり，各部屋に仏像や漢字で書かれた額縁など東洋的なインテリアが多く置かれていた。その理由を博士に聞くと，「CBT には東洋的なエッセンスが含まれており，東洋的なものがマッチする」という答えが返ってきた。

フリーマン博士の仕事は，CBT のセラピーと，薬の処方，他のセラピストの教育指導のみならず，世界各国で CBT に関する講演活動を行っており，タミーは CBT セラピーだけを行なっているとのことであった。セラピー料金は，1 回目が 225 ドル，2 回目以降が 170 ドル程度であり，薬の処方のみは 85 ドルである。

アメリカ心理学会認定の臨床心理学コース 167 を対象とした研究によると（Crits-Christoph et al., 1995），90% のコースでベックの認知療法

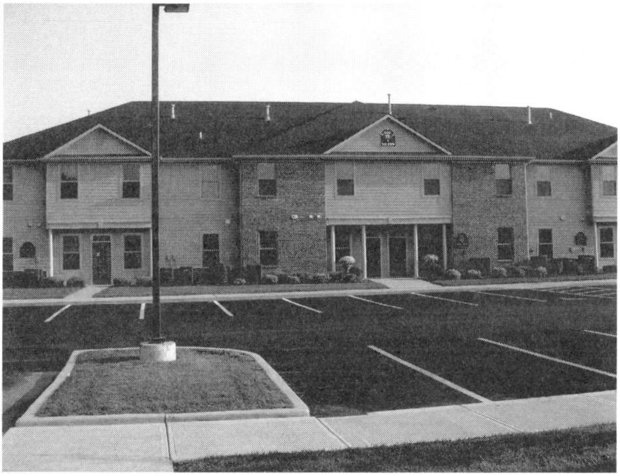

第2章　国内外における看護認知行動療法の研究と実践　049

写真1　センターの外観

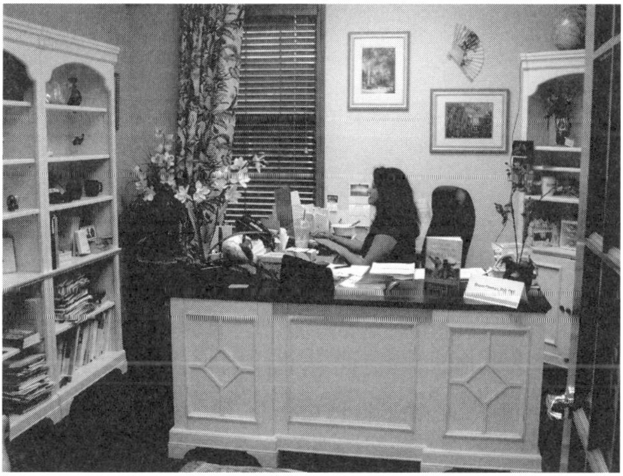

写真2　仕事中のフリーマン博士

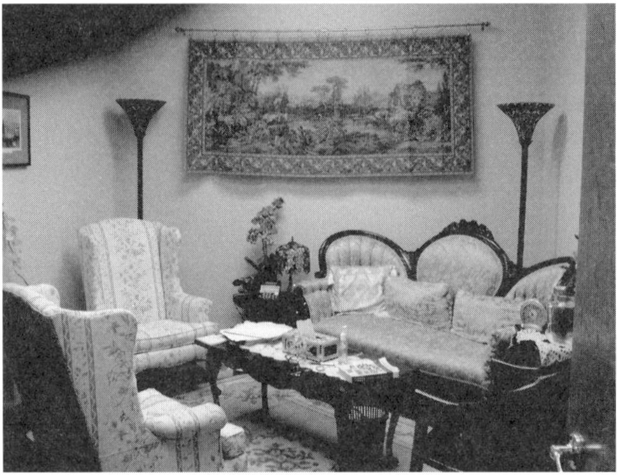

写真3　フリーマン博士のカウンセリングルーム

について講義しており，80％のコースでCBTを実習に取り入れている，という報告があり，CBTはアメリカで実践されている心理療法としては主流となっている。しかし，CBTのCertificate（資格）を受けるには年単位の時間と多大な費用がかかるため認定を受けている人は少なく，実践の場で認定者のスーパーヴァイズを受けながら，CBTを行なっているとのことであった。また，博士によると，看護師でCBTを実践している人は多数いるが，実数は不明とのことであった。

| 4.1.1　セラピーの流れ

　センターを訪れたクライエントは，まず受付の横にある小部屋で，面接前にパソコンで質問票にセルフチェックする。この質問票は，CNS Vital signs Clinicalという名前で，SF-36，Stroop-Test（ST），Continuous Performance Test（CPT）などから構成されている。セラピーの効果評定が，毎回このような質問票を用いて行なわれていた。

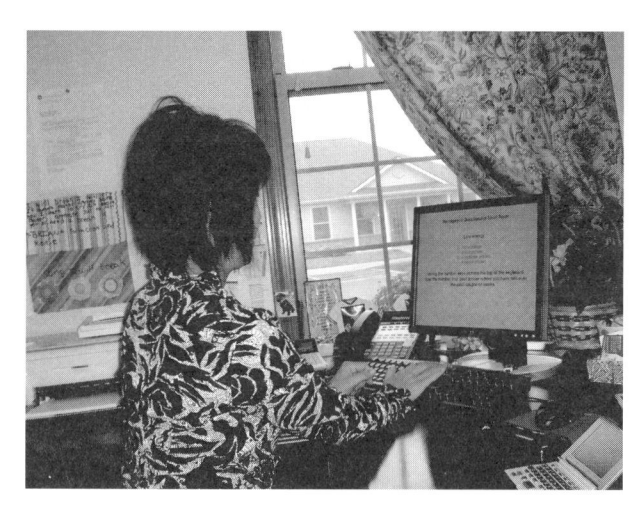

写真4　セルフチェックの場面

| 4.1.2　セラピーの実際

　研修中，実際のセラピーにも2日間同席することができた。フリーマン博士がクライエントに「日本から見学に来ているけど同席してもいいですか？」と許諾を問うと，すべてのクライエントがすぐに「OK！」と返事をしてくれ，CBTのセラピーに同席することができた。アメリカでは，日本と違い，セラピーを受けることは恥や隠したいことではなく，自分のメンタルヘルスにとって必要不可欠なものであるととらえていることが推測された。

　セラピーの対象者は，仕事をもつ人がほとんどであり，症状や経済状況に合わせて週に1回から月に1回の頻度でセンターに通っていた。また，薬局で処方を受けることも可能であるが，このセンターで直接薬の処方を受けることもできる。

　初日はフリーマン博士による5名のセラピーに参加させていただいた。1人目は，30代の女性で，娘の問題について話していた。2人目は，

50歳代の女性で，うつ病とアルコール依存症の診断を受けていた。夫との関係に問題があり，浪費する夫に対して怒りを抱えていた。怒りのコントロールについて20分程度話した後，フリーマン博士から薬（プロザック）の処方（5～6錠）を受けた。3人目は，30歳代の女性で今回が5～6回目のセラピーであり，薬は服用していない。職業は弁護士で，仕事でバーンアウトしており，職場で会話や議論をしたくないと話していた。1時間程度の面接であったが，終始視線は下に向けられボソボソと話していた。フリーマン博士は，クライエントが感情を表現しやすいように，「あなたはそれに対してどう感じているの？」という質問や，雰囲気の悪い職場での具体的な対処方法についてクライエントが自ら答えを出せるような質問を行なっていたのが印象的であった。4人目は，30歳代の男性であった。夫婦間の問題を抱え，仕事ばかりで性的な夫婦関係がなく，アルコールを飲んで話すと，互いに批判しあい，会話が成り立たないと語っていた。妻も別のカウンセリングを受けているが，次回は妻と一緒にフリーマン博士のもとでマリッジセラピーを受けたいことなど，1時間程度リラックスした状態で雄弁に自分の婚姻関係の問題について話をした。5人目は30歳代の女性で，抑うつ症状によりセンターに通っていた。彼女は，6カ月前には，非常に気分が落ち込んで自己否定することが多かったが，今は薬の服用やセラピーによって気分が良くなっていた。家族との関係より，現在のコミュニティでの人間関係が心地良いと感じており，インディアナポリスに転居して仕事をしていると話した。クライエントがフリーマン博士に「私の症状が良くなったのはどうして？」と不思議そうに聞いたときに，「答えはあなたが知っているはずよ！」と博士が返すと，クライエントは泣きだし，「以前は自分に自信がもてなかったけど，今はどんな状況になっても快適に感じられ，強くなったと感じます」と話し，セラピーにより自己肯定感が高まっていることが窺えた。薬も分割して服用し，自分の気分に合わせてコントロールしており，自己対処能力が強化されていた。

2日目は，フリーマン博士はクロアチアでの講演のため不在であり，タミーの2例のセッションに参加させていただいた。1人目は，うつ症状で5回目のセッションとなる20歳代の女性で，父親の不倫がもとで両親が離婚したが，本人と父親と不倫相手は一緒に仕事をしており，2人に怒りを感じているが仕事を一緒にしているために葛藤を感じていた。クライエントの課題は怒りのコントロールであった。セラピー中は感情表出が楽しかったが，タミーが十分に話を聞くことで感情の高ぶりが沈静化していた。その後，タミーはホームワーク（現在用いている両親に対する対処方法を強化すること）について話し合い，最後にセッションのまとめを行ない，次回のアジェンダ（検討課題）と日時の設定をクライエント自身に行なわせていた。

　2人目は東洋系の70歳代の女性で初回受診であった。女性の治療者をインターネットで調べた結果，処方ができるフリーマン博士を受診することを選択し，息子の嫁に付き添われセンターに来所した。主訴は，強度の物忘れであり，既往にうつ病，糖尿病，高血圧，過去に2回交通事故による頭部外傷がある。自殺企図が1度あり，車ごと入水していた。母親が自殺で死亡しており，子どもは5人いるが，2人の息子が時々患者の家を訪問している。息子の嫁が薬の管理や病院への送迎をしている。本人はアパートで一人暮らしで，アパート経営をしている。今回，物忘れがひどいために，家賃の支払いを管理できないこともあったという。亡くなった同国人の夫は英語が喋れなかったが，よく働く人であった。家庭医がいるが，多種類の薬を飲んでいるため，症状がどこからきているのか判断ができない状態にあった。今後，家庭医とフリーマン博士とで連絡を取りながら，薬の整理と症状の管理緩和をしていく予定であることがタミーより説明された。今回は薬の処方はできないが，今後継続してセンターで治療を受けるかどうかの確認を取り，契約を交わすかどうかの意思を確認していた。

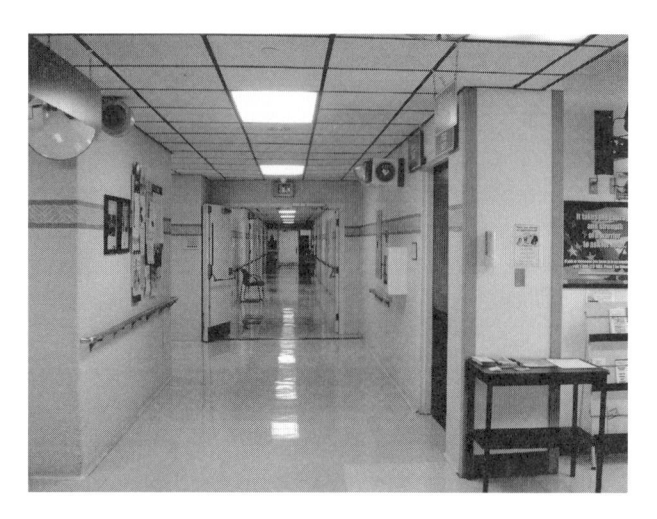

写真5　精神科病棟の内部

4.2　病院における看護師によるCBT

　フリーマン博士の配慮により，フォートウェインにあるVeteran's Hospitalの見学を行なうことができた。このVeteran's Hospitalは退役軍人のための病院で，州ごとに数カ所設置されている。病院の雰囲気は，天井が低くホテルのようなロビーがあり，そこではコーヒーが自由に飲めるようになっており，車椅子に乗った人や在宅酸素を持って歩く人などさまざまな人々が行き来していたが，騒がしい感じではなく，落ち着いた感じだった。

　5階にある精神科病棟に案内され，CNSのクリスと事務官のティモシーからアメリカのVeteran's Hospitalの組織やシステムについて説明を受けた。この病棟には，うつ病，パーソナリティ障害，統合失調症，依存症などの患者が入院しており，入院患者はすべて個人セラピーや集団セラピーのプログラムに参加することになっている。

　インディアナ州には現在35,000人の退役軍人がおり，障害程度や収

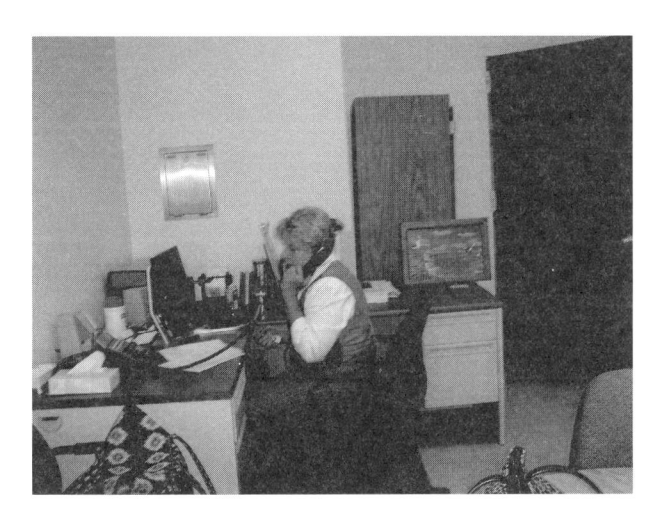

写真6　CNSのクリスの仕事場面

入によって医療費の支払いの区分が分類されているとのことだった。次にクリスと心理士のビジュアナ博士から，CBTセラピーとCNSの役割について説明を受けた。クリスはマリッジセラピー（結婚セラピー）とグループセラピー，PTSD（特に性的被害を受けた女性）のセラピーが専門で，うつ病，双極性障害，不安障害，統合失調症などの薬剤の処方も行なっており，医師は診断や薬剤の処方が困難なケースのみに対応しているということであった。また，現在病院には3名のCNSと10名のNP（Nurse Practitioner）がいて，CNSのなかでも処方とセラピーが可能な人とセラピーだけを行なう人がいて，それはどの州の資格を有しているかで異なっていた。州ごとに同じ資格試験を受けてCNS資格を取得するが，受験者数によって合格する人数が異なり，たとえば，受験者が多い州では合格しなくても，少ない州では合格するということもあるということであった。

　ビジュアナ博士からは，CBTのセラピーについて説明があった。彼

女はパーソナリティ障害の患者には DBT（Dialectical Behavior Therapy：弁証法的行動療法）を行ない，物質依存症には 30 日間の短期プログラムを行なっており，1 週間に 3 日（月，火，木の 9:00 〜 12:00）のグループセラピーと，少なくとも週に 1 回の個人もしくは家族面接を行ない，その後，アフターケアとして，1 週間に 1 回のグループセラピーを実践しているとのことであった。

5　ベック研究所におけるワークショップ

2008 年 9 月 14 日〜 9 月 16 日に，フィラデルフィアで開催されたワークショップに参加した。

ベック研究所は，認知療法の創始者であるアーロン・ベック博士が設立したもので，CBT に関する研究，教育を世界的な規模で行なっている。今回のワークショップには，サウジアラビアから 1 名，カナダから 2 名，日本から 2 名，他はアメリカ国内から全 48 名の参加があり，臨床でセラピーを実践している医師や心理士が多かった。

5.1　ワークショップ 1 日目

この日のテーマはうつ病のための CBT であった。

午前中は，ソコル博士による講義が行なわれた。CBT の基本的な概念や解決技法について説明があり，会場の参加者は自分の治療体験から生じた意見や質問を自発的に博士に投げかけ，それに対して博士はユーモアを交えて具体例を挙げながらきちんと丁寧に対応し，参加者が講義に完全に参加し，参加者と講演者が一体となっていた。博士は，7 歳から形成される Sociotropy（向社会性）がうつの基礎となることを強調していた。向社会性が高い人は，自分自身が人に必要とされることを求める。これは，誰にも必要とされないとか誰にも愛されないというスキーマに繋がりやすい。スキーマは中核信念とも呼ばれ，幼い時から形成さ

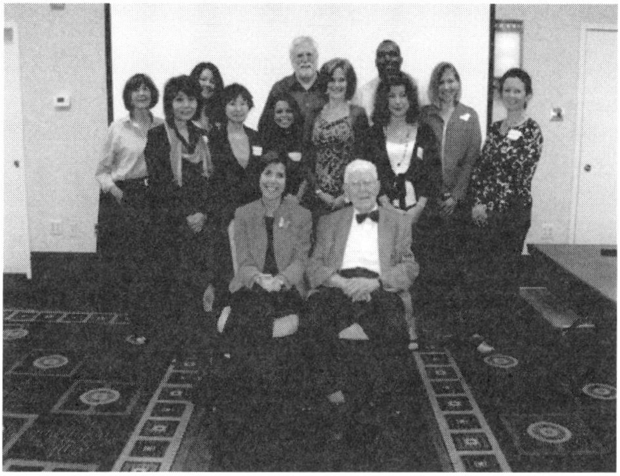

写真7　アーロン・ベックとジュディス・ベックを囲んでの記念撮影

れ，それが当たり前になり意識されないため本人や近親者にも分かりにくく，その状態がその人そのものになっている。スキーマを導きだすテクニックとし下向き矢印法が用いられる。この技法では，「もし，そうなったらどうなりますか？」「それはあなたにとってどういう意味ですか？」などを次々に聞いていき，患者がスキーマに気がつくように誘導していく。

　また，自殺念慮のある患者への治療プランとして，行動的技法の例を挙げて説明された。たとえば，以下のようなプランを治療者とクライエントが協働的，段階的に自殺念慮を低減させる方法を具体的に考える方法が示された。それには，次のようなものが含まれていた。①治療者と一緒に作成したコーピングカードを読む。②友達に電話する（名前をあらかじめ書いておく）。③ウォーキングやスイミングなどのエクササイズをする。④入浴や音楽や漫画など読むなどをしてリラックスする。⑤治療記録を読む。⑥自動思考記録を書く。これらの方法を順番に行なって

いき，それでも軽減しないときには，⑦セラピストに電話する。このように段階的に行なっていくことで，すぐにセラピストに助けを求めるのではなく，自分で症状を軽減できるといった自己効力感が高まる方法であることが理解できた。

また，クライエントのセッションに対する満足度を測定するために，セッションの最後には，クライエントが治療者の評価を毎回行なうということが説明された。治療者の合格ラインの最低点が 44 点（最高点は 66 点）で，全 11 項目で全て 4 点以上なら治療者として合格である。これは，治療者がガイドラインに沿って治療できているかが重要であるということを意味しており，こうした評価表を用いて日本でのスーパーヴァイズの評価基準にしたら良いのではないかと考えていた。

午後からジュディス・ベック博士の DVD を用いて，うつ病患者の面接を行ない，受講者がセラピストを評価した。

その後，アーロン・ベック博士によるうつ病と薬物依存傾向をもつ 20 歳代の女性への CBT のライブセッションがあった。その女性は看護学生をしながらパートタイムで働いているが，うつ症状で通学できなくなり，自殺企図もあってアリピプラゾールなどを内服中であった。面接は，自分を虐待した母親やボーイフレンドに対する怒りのコントロールをアジェンダと設定して進められた。アーロン・ベック博士は，怒りへの対処のために，現在もつコーピングスキルを強化するような質問や提案，ソクラテス式質問を用い，患者自身と協働して今後の行動計画（怒りが起きそうになったらその場を離れる，好きな音楽を聴く，母親として見るのではなく子どものように見る，母親は母親のメンタルヘルスの問題をもつため患者が何とかしなくても良い）を決めていった。

5.2 ワークショップ 2 日目

この日のテーマは不安のための CBT であった。ソコル博士による Cognitive Model and Treatment of Anxiety（不安障害の治療の認知モデル）

を学んだ。

　不安障害に対する新しい治療の方向性として，コンピュータを使った仮想暴露法やマインドフルネスや瞑想，ロジャーズの受容と寛容，動機づけ面接の技法，D－サイクロセリン[7]を用いることで効果を高める暴露法（エクスポージャー）などがあることが説明された。また，エクスポージャーが上手くいかない理由として，その課題が不適切であったり，怖すぎるものであったり，治療者との関係の問題であったりすることがあり，それを解消するためには次のようなことに留意する必要があるという。すなわち，①課題をシンプルなものにする，②ホームワークをセラピストの部屋で行なう，③セッションのなかで行なってしまうこと，である。

　エクスポージャーの時間は，20分が最も有効である。症状緩和訓練として，回る椅子で60秒間回る，60秒間で100~120回の呼吸をする（ジュディス・ベックが患者の治療で用いているDVDを参照），2分間鼻をふさいで小さなストローで息をするなどを体験させ，それでも患者が不安に思っていることは起こらないことを体験させる。たとえば，飛行機に乗ることに恐怖を感じる患者に対し，飛行機が一日にどのくらい飛んでいて，それでもほとんど事故は起こっていないことを一緒に理解していく。「不安」については，メリットは全くなくデメリットだけしかないこと，不安も心配も思考の障害であり，考え方の問題であるということが説明された。

　パニック障害の治療では，「I can control（私はコントロールできる）」という感覚を最終的に身につけることが目標であり，「（自分が恐怖に感じていることは）何も起こらない」ということを体験させることが重要であるという。また，強迫神経症の患者は，誰かを傷つけるかもしれない，過去の体験に関連した怒りを誰かに向けてしまうかもしれないなど，自分が加害者になってしまうのではないかという考えをもち，完璧主義者で不明確なことに対する耐性が低いという特徴があることが説明された。

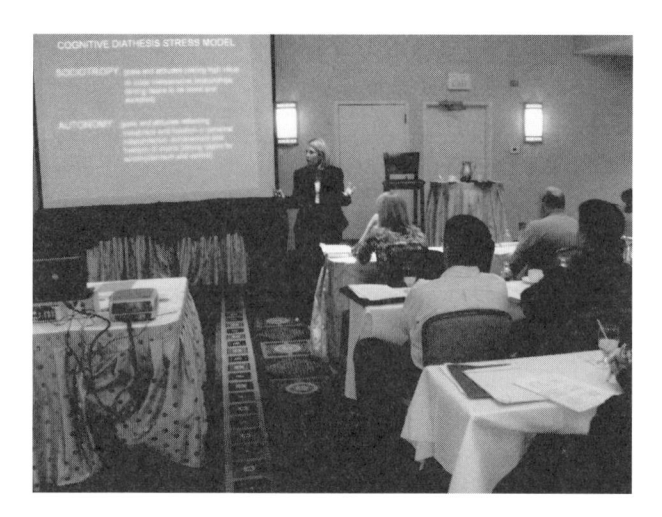

写真8　ソコル博士の講義風景

5.3　ワークショップ3日目

　この日のテーマはパーソナリティ障害のためのCBTであった。ジュディス・ベック博士によるConceptualization and Treatment of Axis II Patients（II軸の患者の概念化と治療）を受講した。博士は，まず，パーソナリティ障害のセラピーを実際に行なっている際に困ることのトップ10を参加者に提示させた。次にパーソナリティ障害の特徴について，駐車場の漫画を使って，わかりやすくパーソナリティ障害のカテゴリー（強迫性，依存性，受動攻撃性，妄想性，自己愛性，反社会性，統合失調症質，回避性，演技性）についての説明があった。これはいわば駐車場でそれぞれのタイプがどのように車を停めるかを例にしており，カテゴリー別に過度な発達特性と未発達の特性の表を参照にすると非常にわかりやすかった（表2）。たとえば反社会性パーソナリティ障害の車の停め方は，他人が停めているところにむりやり車で押しだして停めていたりするなどの特徴があった。

表2　パーソナリティ障害のタイプと典型的な過度の発達特性と未発達特性

パーソナリティ障害	過度な発達特性	未発達の特性
強迫性パーソナリティ障害	コントロール／責任感／几帳面	自発性／衝動性／気安さ
依存性パーソナリティ障害	助けを求める／まとわりつく／服従	自己充足／意思決定
受動攻撃型パーソナリティ障害	抵抗／無抵抗／妨害行為	交渉／自己主張／共同
妄想性パーソナリティ障害	警戒心／猜疑心	平静／信頼
自己愛性パーソナリティ障害	自己増大／競争心	分け与える／共感性／励まし
反社会性パーソナリティ障害	攻撃性／他者から奪う／他者を利用する	共感性／相互関係／社会的感受性
統合失調質パーソナリティ障害	自主性／ひきこもり	親密性／相互関係
回避性パーソナリティ障害	回避／抑制	自己主張／社交性
演技性パーソナリティ障害	自己顕示／表現力／印象的	自制心／コントロール／几帳面

　また，パーソナリティ障害の認知の概念図（中核信念，自動思考，感情，行動）についての説明があり，治療者と患者が一緒にパーソナリティ障害の概念化を行うことは，治療の取りかかりとして使えるものだと感じた。パーソナリティ障害の治療にとっては，治療開始期に協働的関係性の基本となる治療同盟（therapeutic alliance）をいかに結ぶかが非常に重要であるということである。参加者のうちの1名が患者役割を担い，認知の概念図を用いて治療同盟を結ぶためのロールプレイを行なった。

　最後にパーソナリティ障害の中核信念を変化させるスキルについて学んだ。パーソナリティ障害をもつ人の中核信念としてよく見られるものに"I am bad"（私は悪い人間である）というものがある。この中核信念

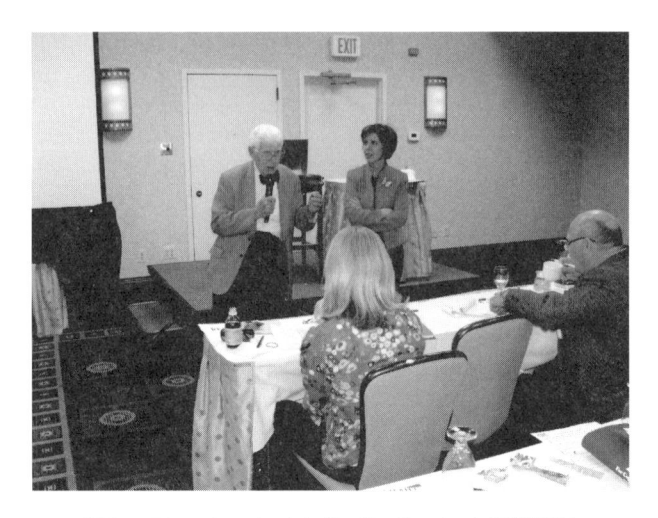

写真9　アーロン・ベックとジュディス・ベックの講義風景

を支持する考えは，パーソナリティ障害の患者には受けいれやすいが，それを支持しない考えは患者が跳ねつけ受けいれないことが多い。そのため，中核信念を支持する考えを，"but"を用いて，「私は〜が悪い（できない）けれども（but）〜は良い（できる）など」という内容を患者と一緒に協働してできる限り考えていくと，患者はその考えを跳ね返さずに自分のなかに受けいれていくことができるようになる。良いこと・できることだけを言うよりも，考えのなかに，良いことと悪いことを一緒に入れることで，患者はそれを取り入れ，自分の偏った認知を変えていくことができるようになる，という具体的なスキルを学んだ。

5.4　ベック研究所の CBT 認定資格制度

　今回の研修を通して，CBT 実践におけるさまざまな示唆を得た。アメリカでは，CBT はエビデンスのある精神療法として注目されており，その実践範囲も多岐にわたっている。また，アメリカにおける CNS の

歴史的発展過程（アメリカでは1950年代から看護の専門分化に関する研究や取り組みが本格化しており，修士課程を修了した看護師が主体的に専門性を発揮することが求められていたという）からも，CBTを看護実践のなかに導入することが比較的容易であると考えられる。しかし，アメリカにおいても，看護におけるCBTの教育制度やスーパーヴァイズ制度はまだ発展段階であり，それほど急速には進んでいないことが今回の研修で確認できた。わが国においても今後，大学院レベルでのCBT教育が望まれるが，臨床現場にいる精神看護実践者は多くの経験知を有することから，彼らを対象に，構造化したCBT研修の準備が必要であると考えられる。将来的には，日本でのCBT資格認定の基準として，ベック研究所のCBT資格認定制度をモデルとしたい。その内容は，40時間の研修や面接への参加，10例のスーパーヴァイズ，CBTに関する本を5冊以上読む，対象はメンタルヘルスに関わる修士課程修了以上の専門職（看護師，ソーシャルワーカー，心理士，医師，教師など）であるが，日本ではまだCBTスーパーヴァイズ制が確立していないため，対面式でなくても，遠隔地でも受けることができる録画によるスーパーヴァイズも可能な制度の構築が望まれる。

　フリーマン博士の尽力により，CBTセンターやVeteran's Hospitalを見学でき，また，CBTにおいては世界でトップレベルであるベック研究所のワークショップに参加できたことは，今後のわが国におけるCBTの展望を考えるためにも非常に貴重な体験であった。

6　国内における看護師によるCBTの研究と実践

6.1　国内における看護師によるCBTの研究の動向

　国内での看護師によるCBT研究を概観してみると，精神科領域における論文としては，伊藤ほか（2003）が，国立久里浜病院で行なわれているアルコール依存症のCBTにおける看護の役割について実践報告

をしている。また，白石（2004）が，統合失調症の症状へのCBTの動向と展望についての文献レビューを発表しており，岡田（2006）は，女性うつ病患者の認知の特徴と症状との関連についての質的研究を行ない，認知療法によるアプローチの活用の有効性を示唆した。北野ほか（2006）は，触法・処遇困難患者を抱える精神科病棟において，アンガーマネジメントならびにアンガーコントロールに関する書籍・文献をもとに，CBTをベースとしたアンガーマネジメントプログラムを作成した。井上（2008）は，排泄に対する強迫行為のある患者に対して，CBTにより強迫行為の軽減をはかる事例研究を，大木・青柳（2008）は，幻聴を主症状とする統合失調症患者への認知療法的介入を行なった事例研究を試みている。白石・則包（2010）は，精神科看護におけるCBT導入の基礎資料とするために，精神科看護師の患者の幻覚・妄想の訴えに対する認知・感情・対処を明らかにするために，質問紙調査を実施した。その結果，認知・感情因子として〈心理的脅威〉〈業務負担感の増大〉〈自己対処能力への疑問〉〈対応困難感〉の4因子が，対処因子として〈積極的・協働的対処〉〈症状否認的対処〉〈非傾聴的対処〉〈関与拒否的対処〉の4因子が抽出された。そして，〈業務負担感の増大〉と〈積極的・協働的対処〉で負の相関があり，勤務歴が長く役職に就いている看護師ほど，CBTアプローチに近い〈積極的・協働的対処〉を用いていることが示唆されたと報告している。

精神科以外の領域では，神崎・城戸（2002）は，胃切除を受ける早期胃癌患者に対するCBTによる介入研究を，自己効力感の強化と心理的ストレスの軽減を目的に実施し，介入群9名と非介入群11名を比較している。その結果，退院1カ月後の「気分」や「ストレス反応に対する「抑うつ・不安」への介入効果を報告している。金子（2009）は，炎症性腸疾患を抱える4名を対象に，「リラクセーション法」「CBTを用いた面接」「療養生活における心身のストレスマネジメントを中心とした看護相談」からなる6セッションで構成される介入法を作成し，施行し

ている。そして，その効果を，包括的な健康状態を測定する SF-36，気分を測定する POMS，身体疾患を抱える患者の抑うつと不安を測定する尺度である HADS の 3 つの質問紙と，生化学的指標として唾液アミラーゼ，筋電図などの生理学的指標を用いて測定している。その結果，気分の安定や心身の健康度が上昇し，精神面の安寧とストレス対処，QOL に効果をもたらすことが示唆されたと報告している。

母性領域では，廣瀬・石田（2009）が，妊婦 38 名（対照群 17 名，介入群 21 名）を対象に，CBT を用いた妊婦の体重コントロールのための無作為化比較の介入研究を行なっている。CBT 技法としては，「生きがい連結法」「セルフモニタリング法」「行動強化法」を用いており，CBT は妊婦の体重コントロールに対する自己効力感を高め，体重コントロールに効果があることを報告している。

著書では，2008 年に，岡田ほか（2008）の『うつ病の集団認知行動療法』と白石（2008）の『看護実践における認知行動療法』が発刊されている。

精神科看護のみならず一般科の看護においても，CBT の研究・実践が RCT（無作為化比較研究）による介入研究も含めて少しずつではあるが増加してきている。しかし，事例検討や実践報告などが多いため，今後，看護師による CBT 実践を推進するための研修制度を整備し，看護における CBT のエビデンスを高めるための実践と研究が期待される。

6.2　精神看護学の教科書における CBT に関連する内容の変遷

「精神看護学」は，看護学のなかでは，比較的新しい領域である。1968（昭和 43）年の看護教育カリキュラム改正では，専門科目は「看護学総論」「成人看護学」「小児看護学」「母性看護学」の 4 本柱となり，精神科看護は「成人看護学」の一部として教えられることになった。

1989（平成元）年のカリキュラム改正では，専門科目は，「基礎看護学」「成人看護学」「老人看護学」「小児看護学」「母性看護学」の 5 本柱

となったが,「精神看護学」はこの時点でも1つの柱として独立することはなかった。

　1996（平成8）年のカリキュラム改正で,「精神看護学」が「基礎看護学」「成人看護学」「老人看護学」「小児看護学」「母性看護学」「在宅看護学」とならんで看護の専門科目の一領域となった。この背景には「こころの時代」「ケアの時代」といわれるなかで,精神保健看護のもつ価値が,社会の人々にとって重要なものとして認識されはじめたことが挙げられる。

　そして,1997（平成9）年以降,「精神看護学」に関連する教科書がさまざまな出版社から発刊されるようになった。1997年の教科書では,認知療法についての記載が見られ（山崎,1997）,別の本では,行動療法の内容が2ページにわたって記述されていた（外口ほか,2001）。精神看護の教科書にCBTに関連する内容が掲載されたのは,1997年のSST（Social Skills Training：社会技能訓練）の説明としての記述からである（佐藤,1997）。SSTは,行動療法の大家ウォルピが1960年代に行なった自己主張訓練から発展し,その後,対人関係に障害のある慢性の精神障害者に適用を広げる研究が進み,リバーマンらによって1980年代なかばに考案された。わが国においても,1994年4月には「入院生活技能訓練法」として診療報酬に組み込まれ,現在では,医療機関や各種の社会復帰施設,作業所,矯正施設など多くの施設で実践されている。同じ教科書の2002年版では,SSTの説明に加え,「認知療法」の記述が追加されていた（佐藤,2002）。

　吉松ほか（2002）でも,CBTはSSTの項目のなかで触れられている。2009年には,出口（2009）の教科書で,行動療法とCBTについて,2ページにわたり詳細に記載されている。また,同年には,医学書院の精神看護の教科書が改訂され,基礎編（武井ほか,2009a）では,行動療法,認知療法,SST,自律訓練法,バイオフィードバックなどの内容が網羅されており,看護の展開編（武井ほか,2009b）では,SSTの理論

と方法について4ページ，統合失調症へのCBTの研究者であるタリアの対処ストラテジー増強法が1ページ，CBTに関する内容が4ページと，計9ページにわたって記載されている。

このような変遷を見ていくと，2000年以前は，認知療法と行動療法が個別に記述されていたり，CBTはSSTの説明の傍らで触れられるのみであったが，近年では，CBTについての詳細な記述が多く見られるようになってきており，精神看護においてCBTへの関心が高まっていることが窺える。

追記
本章は，白石裕子・國方弘子「米国認知行動療法研修レポート――わが国の看護実践におけるCBTの発展を目指して」（所収：『精神看護』第13巻第5号（2010）pp. 86-93）を初出とし，転載にあたって加筆修正を加えている。

註
1 ── Randomized Controlled Trial：無作為化比較試験のことで，1つの治療法だけを研究するのではなく，コントロール（比較）群を設けて，それと同時に比較する研究法である。しかも，どちらに当たるかはランダムに決めることで選択バイアスを防いでいる。現段階では治療法の善し悪しを判断する最良の研究デザインと言われている。
2 ── 単一対照実験：臨床試験比較対象を置かない研究デザインのことで，時系列デザインを用いる介入研究のこと。
3 ── コンコ・ダンス・スキルとは，治療者と患者が協力して治療を考え，主体的に治療を選択していくことを重視した看護の対話技術のこと。
4 ── SF-36（36-item Short Form Health Survey）は，アメリカで開発された，ある疾患に限定した内容ではなく，健康についての万人に共通した概念のもとに構成された質問紙で，さまざまな疾患の患者や，病気にかかっていない健康者のQOLを測定できる。疾病の異なる患者間でQOLを比較したり，患者の健康状態を一般の人と比較したりすることも可能。
5 ── Stroop Test（ストループテスト）は，1935年，ジョン・リドリー・ストループ博士が考案し，彼の名前を取ってStroop testと呼ばれている課題で，色の判断と文字を読むという2つの異なる情報が同時に脳に入ったときの葛藤により，日

常的，習慣的な行為や認知傾向を抑制できるか否かを調べる前頭前野の機能の評価検査．
6 ──── 持続処理課題は，ロズボルドらによって開発された不注意と衝動性を客観的に評価することが可能な検査方法．
7 ──── 「D－サイクロセリン」は結核菌の細胞壁を合成する作用を阻害する治療薬として，これまで結核治療薬として用いられてきたが，脳内のグルタミン酸受容体のひとつであるNMDA受容体（N－メチルD－アスパラギン酸）と反応することが偶然判明した．NMDA受容体を破壊されたラットは，過去に体験した恐怖を克服できなくなることが実験により判明しており，D－サイクロセリンがNMDA受容体の機能を高めることによって恐怖体験を克服しやすくしているのだと推定される．高所恐怖症治療の前にD－サイクロセリンを飲むことによってその効果が数倍にまで高められることがアメリカ神経科学界で報告され，今後，D－サイクロセリンを使うことによって人前で話すことに恐怖を感じる治療に用いることができるかどうかが検討されることになっている．
8 ──── アメリカ精神医学会が作成したDSM（Diagnostic and Statistical Manual of Mental Disorders：精神障害の診断と統計の手引き）では，DSM-III以降，5つの軸によって疾患を分析することで，疾患を多面的に捉えるという狙いに基づき多軸評定という手法を採用している．II軸はパーソナリティ障害および特異的発達障害の診断評定となる．

文献

Chen, T., Lu, R., Chang, A., Chu, D. and Hou, K.（2006）Evaluation of cognitive-behavioral group therapy on patient depression and self-esteem. *Archives of Psychiatric Nursing* 20-1；3-11.
Crits-Christopf, P., Frank, R., Chambless, D.L., Brody, C and Karp, J.F.（1995）Training in empirically validated treatments：What are clinical psychology students learning? *Professional Psychology* 26；514-522.
出口禎子 編（2009）精神看護学──情緒発達と看護の基本．メディカ出版，pp.223-225.
廣瀬紀子・石田貞代（2009）認知行動療法を用いた妊婦の体重コントロールへの介入効果の検討．母性衛生 49-4；564-570.
井上美紀（2008）認知行動療法で排泄に対する強迫行為の軽減をはかる．日本精神科看護学会誌 51-3；239-243.
伊藤桂子・浦野洋子・米田順一・澤山透（2003）アルコール依存症の認知行動療法における看護．看護技術 49-8；723-727.
金子眞理子（2009）ストレスマネジメントを目的としたリエゾン精神看護介入法の作成と評価──炎症性腸疾患を抱える人々へのリラクセーション・認知行動慮法．

日本看護科学学会誌29-3 ; 76-84.
神崎初美・城戸良弘（2002）胃切除を受ける早期胃がん患者に対する認知行動療法――セルフエフィカシーと心理的ストレスに対するノート記述と面接により介入効果．日本看護科学学会誌22-4 ; 1‐10.
北野進・石川博康・黒田治（2006）精神科病棟におけるAnger Managementプログラムの作成．日本精神科看護学会誌49-2 ; 379-383.
Matthews, A.K., Sanchez-Johnsen, L., King, A.（2009）Development of a culturally targeted smoking cessation intervention for African American smokers. *Journal of Community Health* 34-6 ; 80-92.
大木英彰・青柳繁子（2008）幻聴を主症状とする統合失調症患者への看護介入――認知療法を取り入れたセッションを試みて．第39回日本看護学会論文集．精神看護 ; 50-52.
岡田佳詠（2006）女性うつ病患者の認知の特徴と症状との関連．日本看護科学会誌26-4 ; 93-101.
岡田佳詠・田島美幸・中村聡美（2008）うつ病の集団認知療法．医学映像教育センター．
佐藤壹三 監修（1997）新版看護学全書 精神看護学2．メヂカルフレンド，p.209.
佐藤壹三 監修（2002）新体系看護学第33巻 精神障害を持つ人の看護．メヂカルフレンド，p.152, 296.
白石裕子（2004）統合失調症の症状への認知行動療法の動向と展望．香川県立保健医療大学紀要1 ; 117-122.
白石裕子 監訳（2008）看護実践における認知行動療法．星和書店．
白石裕子・則包和也（2010）幻覚・妄想の訴えに対する精神科看護師の認知・感情・対処の検討―精神科看護における認知行動療法の導入を目指して．日本精神保健看護学会誌19-1 ; 34-43.
武井麻子・末安民生・小宮敬子ほか（2009a）系統看護学講座 専門分野II ――精神看護の基礎．医学書院，pp.135-161.
武井麻子・末安民生・小宮敬子ほか（2009b）系統看護学講座 専門分野II ――精神看護の展開．医学書院，pp.135-161.
外口玉子・中山洋子・小松博子・原田健一（2001）精神看護学（1）精神保健看護の基本概念．医学書院，pp.152-154.
Turkington, D. and Kingdon, D., Rathod, S, Hammomd, K., Pelton, J and Metha, R.（2006）Outcomes of an effectiveness trial of cognitive-behavioural intervention by mental health nurses in schizophrenia. *The British Journal of Psychiatry* 189 ; 36-40.
山崎智子 監修（1997）明解看護学双書3 精神看護学．金芳堂，p.133.
吉松和哉・小泉典章・川野雅資 編（2002）精神看護学I 精神臨床看護学 第3版．廣川書店，pp.24, 146-147.

【第2部】
看護のための認知行動療法の実践と研究

| 第1章

うつ病の認知行動療法

岡田佳詠

0　はじめに

　うつ病は，国外のみならず国内でも増加の一途をたどり，精神科看護領域ではうつ病患者への看護ケアの変革が求められている。それは，うつ病が薬物療法と休養のみでは治りにくく，再発を繰り返し，深刻な社会生活機能の障害を来たすことを踏まえた新たな看護ケアを構築することであり，喫緊に対応すべき課題といえる。そのような背景から，昨今うつ病患者の看護に認知行動療法（以下，CBT）を導入することが注目を集めている。
　本章では，国内外の看護領域におけるうつ病患者に対するCBTの効果研究を概観し，国内でのうつ病看護へのCBTの導入例として，筆者が携わっている集団認知行動療法プログラムについて述べる。

1　看護職がうつ病患者にCBTを実施する意義

　CBTは，国外ではすでに医師・臨床心理士のみならず，看護職によっても実施・研究されている。詳細は次節で述べるとおりで，看護職によ

うつ病患者へのCBTの効果は多数報告され，日本でも実践例が着実に増えている。

その背景には，看護職が実施するうえでのさまざまな利点の存在が推測される。Beech（2000）は，精神保健看護師が認知行動的アプローチを用いる強みとして，病院あるいは地域で日々の生活を基盤に活用でき，看護の臨床の場に導入しやすいとしている。また岡田（2002）は，看護職は生活への援助を中心に行い，かつ入院・外来あるいは地域で生活する患者にとって身近な存在であるため，患者が症状を訴えるその時点で関連する認知の再構成に取り組み，生活に活かす働きかけがしやすいと述べている。これらの利点は他職種では得難いもので，看護職によるCBTの導入を加速させているといえる。

また，これらの利点を活かし看護職がCBTを導入することは，精神保健医療福祉分野において，これまで以上にうつ病患者の回復や再発防止等に貢献しうると予測される。その理由は，今までCBTが医師・臨床心理士等の他職種を中心に展開されてきたなか，看護職が加わることでマンパワーが向上し，実施数が増加するだけでなく，幅広い生活場面でのCBTに基づくタイムリーな関わりも可能となり，よりうつ病患者の回復や再発防止に向けた援助が可能になるからである。これは，看護師がCBTを実施することの意義として，非常に大きいと考える。

さらに精神科看護領域においても，看護師へのCBT導入の意義は大きい。これまで国内の精神科看護師は，傾聴・共感等のスキルを用いながら患者−看護師間の治療的関係を基盤とする生活ケアを主流に行ってきたが，積極的に患者の症状改善や再発防止に働きかけることは少なかった。また，これまで入院患者中心のケアが展開されており，外来をはじめ地域で生活する患者へのケアはまだ十分行われておらず，ケア技術もほとんど確立されていない。このように，外来うつ病患者が急増し，かつ再発を繰り返す患者が増えているものの，精神科看護領域では十分に対応できていなかった現状がある。こうした現状に対応することを目

指す新たな看護の取り組みのひとつに，CBTの考え方や技法の導入があり，その一例として，筆者が開発・実施している女性うつ病患者への集団認知行動療法プログラムがある（後述）。このような試みが，従来の精神科看護師のスキルの一層の向上と拡大には不可欠と考える。

また昨今，チーム医療の推進が求められ，そのなかで精神科看護師がどのような役割を担うことができ，どう役割を拡大していくかが議論になってきた（厚生労働省，2010）が，精神科看護領域にCBTを導入することは，看護師が精神療法を実施するという新たな役割の拡大につながることでもある。この点からも，CBTの導入には大きな期待が寄せられている。

2　看護におけるうつ病患者へのCBTの研究動向

2.1　欧米の研究動向

看護師によるうつ病患者へのCBTの研究は，欧米では1980年代頃から報告がみられ，ランダム化比較試験による効果検証も実施されている。

Gordon et al.（1998）は，女性うつ病患者を対象とする集団認知行動療法プログラムを開発し，119名の対象者を介入群と対照群に割り付け比較したところ，介入群で抑うつ感，絶望感，自尊感情，孤独感等が有意に改善されたと報告している。その後Maynard（1993）により，Gordonらの集団認知行動療法プログラムを用いた効果研究がされている。集団認知行動療法群，支持的な看護実施群，対照群の3群による比較検討を行い，集団認知行動療法群が支持的な看護実施群および対照群より，うつ状態，不安，自尊感情，絶望感が有意に改善されたとしている。Embling（2002）は，38名のうつ病患者を認知療法群（週2回12セッション）と対照群に割り付け，介入前・中・後で効果を比較したところ，介入群と対照群間の終了時点，また介入前・中・後で，うつ状態が有意に低下したと報告している。また，岡田（2002）は，1995年

から2001年までの英語圏における看護領域全般におけるCBTの効果に関する研究論文21件を概観し，そのうち，うつ病患者への効果として，症状の改善，認知・行動等の変化・改善がみられたと述べている。さらに，Forsyth et al.（2010）は，高度実践看護師によるうつ病入院患者を対象にした集団認知行動療法において，入院時と比較して退院時に認知の有意な変化がみられたことを報告している。Lusk and Melnyk（2008）は，抑うつ状態の若者を対象に，高度実践看護師による30分，7回の短期間でのCBTを実施し，介入前後で抑うつ状態，不安，怒り，破壊的な行動が有意に改善されたと報告している。

現在欧米では，コンピュータ等を用いてCBTを提供する試みも進んでおり，看護への適応も検討されている。たとえば，Stuhlmiller（2009）は，交通の便が悪い地域や費用面で受診ができない患者に対するコンピュータを用いたCBTの効果，またその際の看護師の役割等について論じている。

2.2 欧米以外の研究動向

欧米以外では，昨今アジア圏を中心に看護師のCBTの効果が報告されている。

Chen et al.（2006）は，台湾のうつ病患者51名を12週間の集団認知行動療法群と対照群に割り付け比較した結果，集団認知行動療法群では対照群に比べてより認知の改善がみられ，抑うつ症状，自尊感情が有意に改善したと報告している。また，Wong（2008）は，中等度の抑うつ症状を呈する322名の中国人を，10週間の集団認知行動療法群と対照群に割り付け比較検討した結果，抑うつ症状，認知の改善，QOLの改善等がみられたと報告している。

中東では，Hamdan-Mansour et al.（2009）がヨルダンの中等度から重度のうつ症状を呈する大学生84人を"The Modified Teaching Kids to Cope：MTKC"と呼ばれる認知行動療法群と対照群に割り付け比較した。その

結果，認知行動療法実施群は，抑うつ症状，回避的なコーピング戦略の減少，接近的なコーピング戦略の活用の増加等が有意にみられたと報告している。

2.3　国内の研究動向

国内では，2003年頃より看護師のうつ病患者へのCBTの研究は散見されるが，ほとんどが事例報告である。なかでも構造化した面接を実施せず，生活ケアの一環としてCBTに基づく介入を行った事例がいくつか報告されている。たとえば，ベットサイド等で，思考の変化を促す積極的な言葉かけを行うこと，自動思考への気づきを促すフィードバックを繰り返すこと，また，退院後の再発防止を目的としたセルフモニタリングに活動スケジュール表等を活用し効果が得られたことなどが報告されている（畑，2003；増田ほか，2006；曽根原，2007；田中，2007）。

また，少ないながらも，構造化された面接によるCBTの効果についても報告されている。岡田（2004）は，軽度の抑うつ状態の人に対して，アセスメントと目標・実施内容等を共有し，協働作業しながら認知再構成法等に取り組んだ結果，抑うつ状態のうつ状態，認知・行動の改善がみられたと報告している。

また，岡田（2006, 2008a）は，うつ症状と関連する認知の特徴を質的に分析し，男女間で比較検討した結果，女性うつ病患者特有の認知を記述し，それに基づく女性うつ病患者を対象とする集団認知行動療法プログラムを開発している。その後，そのプログラムの効果をプログラム開始前後で量的・質的データを分析し統合するミックス法（Mixed Methods）を用いて検討した結果，うつ症状および認知・行動の変化・改善，また重要他者との関係性の改善に有効であったと示唆している（岡田，2008a）。さらに，その集団認知行動療法の2事例を分析した結果，集団内での治療的な関係性を形成できるような働きかけと，ネガティブな事柄への直面化に対する適切な介入が，重要他者との関係性の

改善に重要であると指摘している（岡田，2009）。

　以上のように，国内でのうつ病患者に対する看護師の CBT の研究は，普段の看護に取り入れた場合の事例の分析と，構造化したプログラムを作成し，その効果を検討したものとがあり，看護への導入方法には 2 つがあることがわかる。また個人対象と集団対象の両者があること，さらにそれぞれ効果は報告されているものの，効果検証には課題が山積している段階と考えられる。

3　国内におけるうつ病看護への集団認知行動療法の導入と効果

　筆者は，前述のように集団認知行動療法プログラムを開発・実施し，効果を検討してきている。ここでは筆者が開発したプログラムの概要とその運営の方法を提示する。これを参考に普段の看護実践に活かしていただけると幸いである。

3.1　集団認知行動療法の概要と効果

　集団認知行動療法は，構造化された枠組みをもつ集団精神療法である。構造化とは各セッションの目標や進め方，時間配分などを事前に段階的に設定していることで，自由に語り合う集団療法とは異なる。集団認知行動療法は，個人の CBT と同様，集団内の各個人がセルフコントロール能力を高め，社会生活上の問題の改善や課題解決を図ることを目的とする。しかし，個人の CBT と異なる点は，図 1 のように，集団の作用を活用しながら，認知・行動に関する知識・方法を獲得し，それがまた集団に効果的に働くという相乗効果が期待できることである。

　集団の作用には，表 1 のようなものがある。参加者は集団認知行動療法に参加することで，共通の経験を分ち合い安心できる体験を通して，それまでの孤独感から解放される。また，他の参加者との相互関係を通して参加への動機づけが高まったり，自己洞察を深めることもできる。

```
┌─────────────────────────┐
│ 認知・行動の関する知識・方法の獲得 │
└─────────────────────────┘
         ↓   ↑              ┌──────────────┐
┌─────────────────────────┐  →│ 個人の生活上の問題の │
│      集団の作用          │   │  改善・課題解決    │
└─────────────────────────┘   └──────────────┘
```

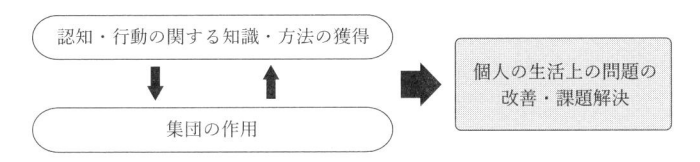

図1　集団認知行動療法における相乗効果

表1　集団認知行動療法における集団の作用

- 孤独感からの解放
- 共通の経験を分かち合い安心できる
- 動機づけが向上しやすい
- 自己洞察が深まる
- 経験に基づくアドバイス・意見が得られる
- 自尊心が回復する
- 認知・行動のレパートリーが広がる

　さらに，各参加者がうつ病やその対処に関するさまざまな経験を話すことで，他の参加者にとって有用なアドバイスや意見が得られ，認知・行動のレパートリーを広げることができる。一方，アドバイスをした参加者にとっては，自身のアドバイスが他者に活かされる経験をし，自尊感情の回復につながることがある。

　うつ病患者への集団認知行動療法の効果については，松永ほか（2007）の国外を主とした文献レビューによると，個人認知行動療法の場合と同程度か，それ以上の効果があり，集団認知行動療法を単独，または薬物療法と併用しても，症状改善に有効と指摘されている。また，国内でも集団認知行動療法のうつ病への効果は報告が増えており，短期間で多くの患者を治療できる点から，経済的な効率性も指摘されている（高梨，2002；田島ほか，2006；木下ほか，2006；岡田，2008b；仲本，2009；中島ほか，2009）。

3.2　集団認知行動療法プログラムの作成の経緯

　筆者は，うつ病患者へのより効果的な看護ケアの必要性から，精神科看護師が実施する認知行動療法プログラムを作成したいと考え，前述の女性うつ病患者の認知の特徴（岡田，2006）を踏まえた集団認知行動療法プログラムを 2006 年に作成するに至った。またこれは，うつ病が，世界的には男性よりも女性に多く，数の多い女性患者をターゲットにできる点も有意義と考えたためであった。

　このプログラムを作成するまでには，いろいろな準備を行った（図 2）。まず，国内の集団認知行動療法の実施施設を調べた。プログラムの目的・内容，進め方，参加者の募集方法，効果測定の方法とその効果，担当スタッフの職種や役割分担，使用しているテキストなどを文献やインターネットで調べたり，直接そのプログラムの関係者から話を聞いた。また，国外も含めた CBT および集団認知行動療法関連の書籍や文献から，集団認知行動療法プログラムの内容，効果測定の方法とその結果などを広く調べ，プログラム作成の参考とした。さらに，CBT および集団認知行動療法の専門家からもアドバイスをもらい，プログラムの素案を作成し，修正を重ねながら最終的なプログラムを作成していった。

　また同時進行で，プログラムを実践するための準備も行った（図 3）。プログラムを開始する 1 年くらい前から，他の集団認知行動療法プログラムのコ・リーダー，そしてリーダーの実践経験を積み，そのプログラムの実施者からスーパーヴァイズを受けた。また，CBT の関連団体の研修等にできるだけ参加したり，書籍や DVD を用いて知識・技術の向上に努めた。さらに，医療チーム内でミーティングの場を設け，集団認知行動療法の実施に関するスタッフの理解や協力を得るように努めた。

　このようなプロセスを経て，2006 年 4 月から「女性のための集団認知行動療法」プログラムを開始した。

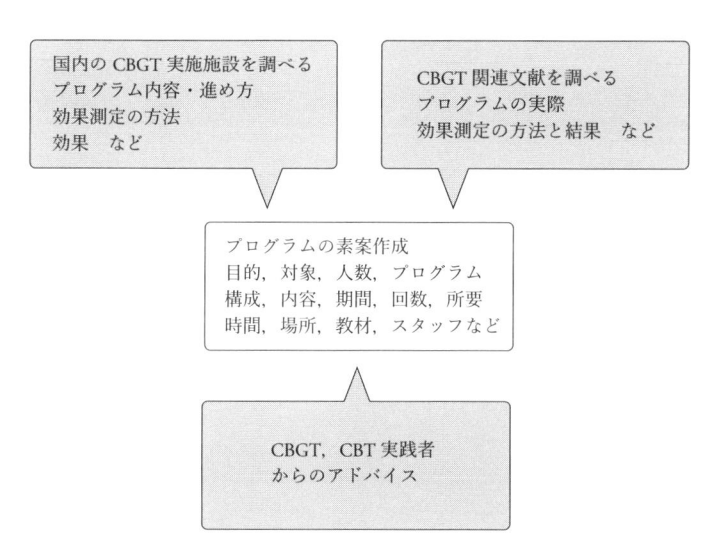

図2　集団認知行動療法プログラム作成のための準備
（CBT ＝認知行動療法　CBGT ＝集団認知行動療法）

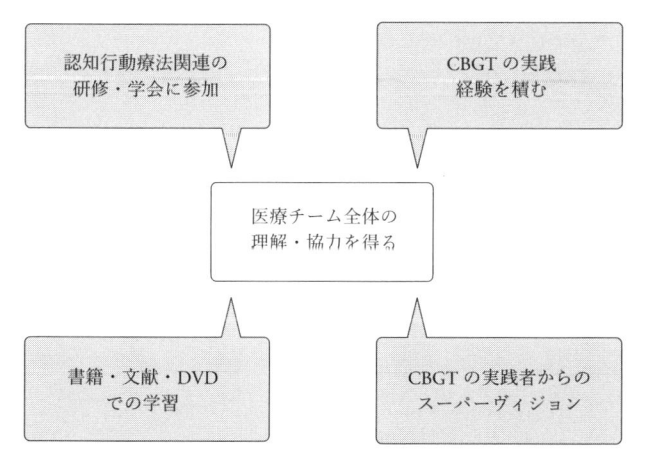

- 国内のCBGT実施施設を調べる
  プログラム内容・進め方
  効果測定の方法
  効果　など
- CBGT関連文献を調べる
  プログラムの実際
  効果測定の方法と結果　など
- プログラムの素案作成
  目的，対象，人数，プログラム構成，内容，期間，回数，所要時間，場所，教材，スタッフなど
- CBGT，CBT実践者からのアドバイス

図3　集団認知行動療法プログラム実践のための準備
（CBT：認知行動療法，CBGT：集団認知行動療法）

- 認知行動療法関連の研修・学会に参加
- CBGTの実践経験を積む
- 医療チーム全体の理解・協力を得る
- 書籍・文献・DVDでの学習
- CBGTの実践者からのスーパーヴィジョン

表2 「女性のための集団認知行動療法」プログラムの概要

- 目的：集団の作用を利用しながら，認知・行動に関する知識・方法を学び実践することで，社会生活機能の改善を目指す
- 参加対象：以下の条件を満たす女性患者
    ①うつ病などの気分障害と診断されている
    ②主治医の承諾が得られている
    ③原則として常勤の仕事に就いていない
    ④症状が安定している
    ⑤すべてのセッションに参加可能　など
- 参加者数：5〜6名
- 場所：作業療法室
- 診断の枠組：外来（外来通院集団精神療法）
- セッション回数・時間：全8回（プレセッション＋本セッション7回）90分
- スタッフ：看護師1名，医師1名
- 教材：オリジナルのテキスト・ワークシート

3.3 「女性のための集団認知行動療法」プログラムの概要

「女性のための集団認知行動療法」プログラムの概要は，表2の通りである。

このプログラムの目的は，集団の作用を活用しながら，女性うつ病患者が認知・行動に関する知識・方法を学び実践することで，社会生活機能の改善をめざすことである。特に，うつ病の症状，症状とそれに伴う生活上の困難，身近な重要他者（例－夫，舅姑，両親，子ども，姉妹）との関係性の改善をねらっている。

参加対象は，うつ病等の気分障害と診断されており，参加募集の時点で症状が安定していること，原則として常勤の仕事をしていないことなどが条件である。このプログラムは，特に主婦の方が参加しやすく，また家族などの身近な重要他者との関係上でストレスを抱えている方に適した内容となっている。

場所は，集団療法が可能なスペースのある作業療法室を使用している。

セッションは週1回で，プレセッションを含めて合計8回セッションで構成している。セッションの所要時間は90分である。

スタッフは，筆者と医師 1 名で，プログラムの運営は主に筆者が担当している。

テキストやワークシートは，本プログラム用に作成し，テキストには対象に応じて，たとえば主婦の事例を入れるなど工夫をしている。

3.4 プログラムの構成（表 3）

プレセッションを含めた合計 8 回セッションのうち，プレセッションではプログラムの概要と CBT の基本的な認知行動モデル，第 1 回から第 4 回セッションでは認知，第 5 回から 7 回セッションでは行動に焦点を当てて介入している。特徴的なのは，第 1 回セッションで「うつの女性の考え方の特徴」として，重要他者などの身近な人に配慮しすぎること，妻や母などの性役割に対する義務感が強いことを取り上げている点である。また，それらの考え方がコミュニケーションの取り方にも影響することから，第 6 回セッションでは参加者自身のコミュニケーションの傾向を振り返り，第 7 回セッションでアサーションの方法を講義とロールプレイを通して学ぶようにしている。

各セッションの基本的な進め方は，図 4 のように，導入部分では，その日の状態のチェック，宿題の確認，セッションの目的・目標の確認，講義部分ではテキストによる心理教育，次に個人ワーク，グループワークを行い，最後にまとめとフィードバック，宿題を提示する。しかし，その日の内容（例　ロールプレイ）によっては，順番を入れ替えることもある。

3.5　プログラム開始前から終了後までの運営

3.5.1　プログラム開始前の準備

まず，本プログラムの開始前に行うことは，参加者の募集，参加者の全体像の把握と参加できるか否かの判断，場所や必要物品の準備等である（図 5）。

表3 各セッションの内容と介入の焦点

セッション回	内容	介入の焦点
プレセッション	状況・認知・気分・行動・身体のつながり	—
第1回	うつの女性の考え方の特徴	認知
第2回	気分を確かめ，自動思考をみつめる方法	認知
第3回	バランスのとれた考え方を導き出す方法（1）	認知
第4回	バランスのとれた考え方を導き出す方法（2）	認知
第5回	問題解決能力を高める方法	行動
第6回	コミュニケーションの特徴とチェック	行動
第7回	アサーションの方法	行動

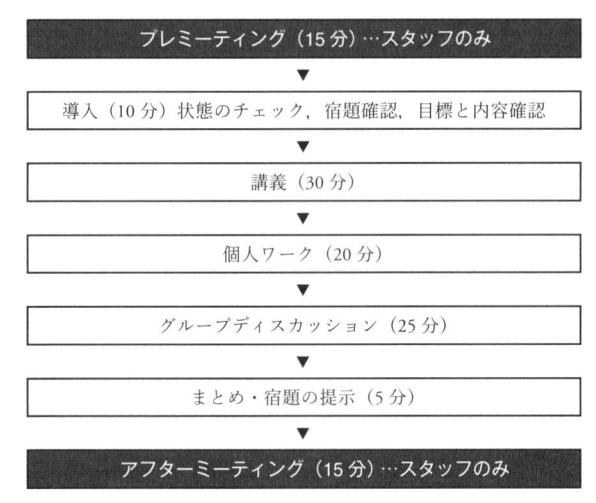

```
プレミーティング（15分）…スタッフのみ
            ▼
導入（10分）状態のチェック，宿題確認，目標と内容確認
            ▼
       講義（30分）
            ▼
      個人ワーク（20分）
            ▼
   グループディスカッション（25分）
            ▼
    まとめ・宿題の提示（5分）
            ▼
アフターミーティング（15分）…スタッフのみ
```

図4 各セッションの基本的な進め方

　参加者の募集は，チラシの配布，ホームページへの掲載，主治医からの勧め等により行う。本プログラムの参加者は，外来患者が主となるため，外来診察室の近くにチラシを貼り出したり，診察時に主治医から勧

> **参加者の募集**
>   －チラシの配布，ホームページへの掲載，
> **主治医からの勧めなど**
>   －全体像の把握・参加の可否の判断
>   －患者との面接実施（電話の場合もあり）
>   －施設内の患者の場合：主治医と連携しながら
>   － CBGT 適応の可否を判断
>   －他院の患者の場合：とくに経過や病状，CBGT への期待など全般的な情報を把握し，参加可否を判断
> **場所・必要物品などの準備**
>   －場所の予約，テキストやワークシートなどの印刷，名札準備など

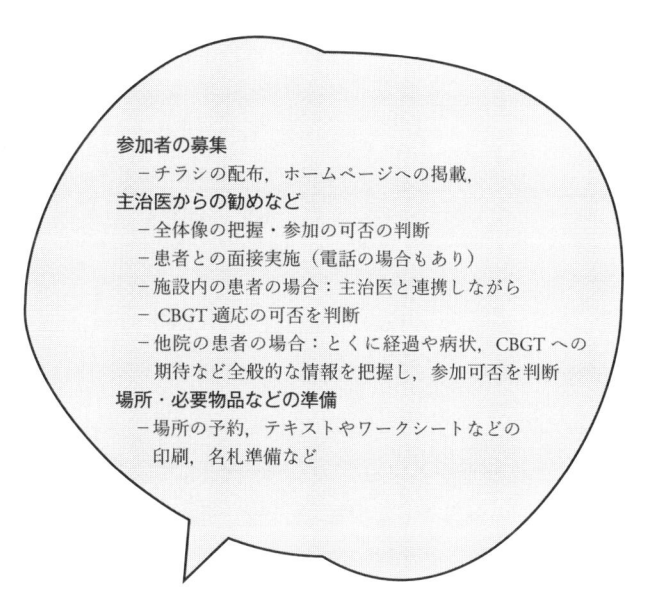

図5　プログラム開始前に行うこと

めてもらうこともある。また，施設外の患者からも参加を受け付ける場合は，ホームページの利用が有用である。連絡先のアドレスを記載しておき，希望者がそこに連絡すれば，筆者とメールでやりとりできるようにしている。

　次に，参加希望者への面接，またカルテ等の情報から，患者の全体像を把握する。施設内の希望者は，それまでのカルテ情報やケアを行った経験等から，全体像は把握しやすいが，外部の希望者の場合は，紹介状を持参のうえで事前面接を行い，現病歴，生活歴，家族背景等の全体的な情報収集から始める。参加が可能と判断するポイントは，集団認知行動療法に参加できる程度に病状が安定しているか，事前に設定した参加条件に合っているか，また集団に適応できるか，集団認知行動療法への動機づけがあるかなどである。動機づけが低い参加者が加わると集団全

体の士気を下げることにつながるため，筆者は，集団認知行動療法に参加したい理由，期待することなどを面接できちんと確かめるようにしている。

最後に，場所・必要物品等の準備も必要である。実施場所の予約，テキストやワークシート等の印刷，参加者の名札の準備等を行う。

3.5.2 プログラム実施期間中

集団認知行動療法の1つのクールが開始されると，図4のように，セッションごとに，開始前に会場設営とスタッフ間のミーティング，集団認知行動療法終了後は，片づけとスタッフ間のミーティングを行う。開始前のミーティングでは，前回のセッションでの参加者の様子，前回のセッションからこれまでの参加者の経過，その日のセッション内容等の確認を行う。また終了後のミーティングでは，その日のセッションの参加者に関する情報交換，次回のセッションへの課題について話し合う。各セッションの主な内容と介入の焦点は表3，各セッションは表2に沿って進める。具体的な各セッションの進め方は，後述の「6　各セッションの進め方」を参照いただきたい。

① 介入のポイント（表4）

集団認知行動療法全体を通しての介入のポイントは，まず参加当初は，参加することへの不安や緊張感が強いことから，それをほぐすような工夫をこらすことである。たとえば，開始時に簡単なゲームをしたり，また不安や緊張感の表出を促したりする。

また，参加者に共通するテーマ，たとえば主婦が多ければ，「家事ができない」などの生活上での問題や課題をできるだけ取り上げるようにする。それに関連する考えや気分の表出を促し，参加者全員で共有することが大切である。これは，集団内の凝集性を高めるうえで役立つ。

さらに，それらの問題・課題の解決のために，各参加者がもっている

表4　介入のポイント

- 不安・緊張感をほぐす
- 共通性の高いテーマを取り上げる
- 考え・気分，生活上での問題・課題等の共有
- 参加者間の会話の活性化
- スタッフからの指導・助言は控え，参加者の発言を促す
- 各患者の経験を引き出す
- ソクラテス式質問の活用
- 参加者の発言を否定・批判せず，最大限尊重
- 良い点を積極的にフィードバック
- 公平性を保つ
- ルールの遵守
- 必要時に個人面接を行う

さまざまな経験をできるだけ集団内で表出できるようにする。そのためには，スタッフからの指導や助言はできるだけ控え，参加者からの発言を促し，参加者間のコミュニケーションを活性化させるように心がける。発言を促す際には，ソクラテス式質問を活用するとよい。ソクラテス式質問は，ある程度限定した回答が得られるオープン・クエスチョンで，「落ち込んでしまうとき，皆さんは何を瞬間的に考えていますか？」「この考えを皆さんのそれぞれ親しい友人に話したら，なんとアドバイスしてくれると思いますか？」のような聞き方をする。そうすると，集団内で話の焦点が定まった活発なコミュニケーションが取れる。

　参加者同士が支え合うという愛他主義の考え方を各参加者がもてるように，参加者間をつなげる役割も重要である。ある参加者が抱える問題に対して，どう対処したらよいかを全員で考えたり，互いの良い点を積極的にフィードバックするように働きかける。ときに，参加者の発言に対してスタッフサイドが批判・否定したくなることもあるが，そういう言動を取ってしまう背景を踏まえて，発言を最大限に尊重し，発言内容

のメリットやデメリットを全員で考えるなど，前向きに関わるようにする。

全体を通して，つねに公平性を保って接すること，守秘義務などのルールの遵守を参加者に徹底するなど，基本的な対応も押さえておく。また，集団のなかになかなか溶け込めない，他者にマイナス的な影響を与えるなどの参加者がいれば，個別で面接するなどの対処を行う。

以上のような介入をこころがけることで，集団の作用が有効に働き，プログラムの効果が上がると考えられる。

② **セッション間に実施すること**

実施期間中のセッションの合間には，セッションで提示した宿題の履行状況，学んだことの活用状況，また病状や生活機能の改善状況等を観察し，次のセッションに活かすようにする。

入院中の参加者がいる場合は，スタッフ以外の看護師や他職種とも，定期的にカンファレンスの時間を設け，その参加者の治療・看護におけるこのプログラムの位置づけを確認しながら，プログラム内の参加者の情報を提供すると同時に，関連情報も得るようにする。さらに，参加者が外来患者である場合も，主治医や作業療法士などの関連職種と情報共有するようにする。

このように実施期間中，プログラムに関連する情報，介入の効果等を医療チーム全体で共有し，日々の治療・看護のなかに集団認知行動療法を位置づけるようにする。

3.5.3　プログラム終了後

プログラムが終了したら，その後参加者が生活のなかで，集団認知行動療法で学んだことをどう活かしているか，継続的な効果があるかなどを観察する。直接本人と接したり，またカルテやカンファレンスなどを通して情報を得るようにする。可能であれば，活用しきれていない技法

の再学習，再発防止のためにフォローアップのセッションを設けるとよい。

3.6　各セッションの進め方

プログラム全体を概観してきたところで，次に，セッションごとの具体的な進め方を提示する。基本的には，表2の内容に沿って進める。

3.6.1　プレセッション

プレセッションでは，プログラムの目的・内容を共有し，参加に対する緊張・不安を和らげながら，参加の動機づけを高め，基本的な認知行動モデルを学ぶ。

導入部分で，担当者の紹介および参加者の自己紹介をしてもらい，続けて本プログラムの目的と内容，進め方について説明する。次に講義部分では，テキストを参加者に順次読んでもらいながら，認知行動モデル（図6）について詳しく説明する。つまり，起こっている状況に対する認知（ものの見方・考え方），気分，行動，身体反応と，それらの相互関連性について，架空の主婦Aさんの事例を用いて説明する。そのとき，事例と比較して自分の症状はどうかを各自で振り返り，それを皆で共有しながら理解を深めるようにする。

個人ワークでは，各自で認知行動モデルのワークシート（5つの領域の関連図）を作成してもらい，スタッフは，参加者の書き込む様子を見ながら，適宜補足説明や個別対応を行う。

個人ワーク後はグループワークを行い，個人ワークの内容を各自に話してもらい，皆で共有する。また初めて参加した感想を話してもらい，特に緊張や不安があるときはそれも発表するように促す。

最後に，簡単なまとめと宿題を出し，次回の予告をして終了する。はじめに宿題の必要性を説明し，基本的にはその日学んだことを課題にするようにする。このセッションでは，個人ワークで行ったのと同様に，

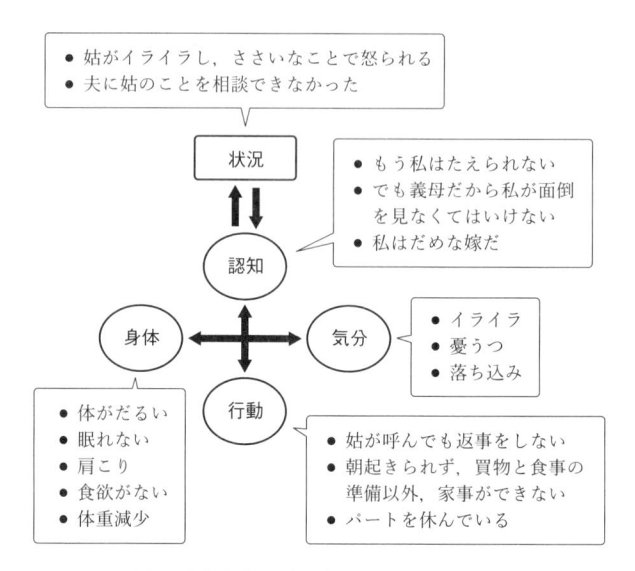

状況
- 姑がイライラし，ささいなことで怒られる
- 夫に姑のことを相談できなかった

認知
- もう私はたえられない
- でも義母だから私が面倒を見なくてはいけない
- 私はだめな嫁だ

気分
- イライラ
- 憂うつ
- 落ち込み

身体
- 体がだるい
- 眠れない
- 肩こり
- 食欲がない
- 体重減少

行動
- 姑が呼んでも返事をしない
- 朝起きられず，買物と食事の準備以外，家事ができない
- パートを休んでいる

図6　認知行動モデル（5つの領域の関連図）

5つの領域の関連図を作成してきたり，セッション内で作成した5つの領域の関連図をもう一度見直すことなどを宿題とする。

3.6.2　第1回セッション

第1回セッションでは，うつ状態の女性の考え方の特徴と思考パターンについて学ぶ。

導入では，前回の復習と宿題の確認，第1回セッションの目標・内容の確認をする。宿題の報告の際には，参加者ができたところをフィードバックし，前回のポイントもおさえるように心がける。講義では，テキストを順次読んでもらいながら，うつ状態の女性の考え方の特徴と，「うつの思考10パターン」（「認知の歪み」と呼ばれるもの。「べき思考」「完全主義」などがある）を説明する。このときも，参加者自身がどのような思考パターンをもっているかを振り返れるように，適宜質問を投

げかけながら進める。

　個人ワークでは、ここ最近で気持ちが動揺したとき何を考えていたかを想起してもらい、それらを記載する作業を行う。スタッフは、参加者が具体的な考えを書けるように適宜アドバイスする。

　グループワークでは、個人ワークで参加者が記載した内容を各自が発表し、共通点や相違点、また考えが気分や行動にどう影響するかをディスカッションする。各自が自身の考え方の傾向に気づき、どう対処するとよいかを考えられるようにする。

　最後に、セッションの学習内容を整理し、宿題の提示と次回の予告をする。宿題として、個人ワークでの作業と同様に、気持ちが動揺したときの考えを書き出すことを提示する。

3.6.3　第2回セッション

　第2回セッションでは、気分を確かめる方法、状況・認知・気分のつながり、また自動思考を見つめる方法について学ぶ。これらは、認知再構成法（考えをさまざまな視点から検討してバランスよく整える作業）の一部として位置づけられるもので、一気に認知再構成法を実施するよりも、少しずつ取り組んでいくことが望ましい。

　導入では、前回のセッションと同様に、まず復習と宿題の確認、今回のセッションの目標・内容の確認をする。講義では、気分を明確に表現し、またその強さを数値化すること、自身の気分の振り返りも行うように投げかける。また、自動思考（気分と同時に頭に瞬間的に浮かぶ考え）について説明し、同じ状況でも自動思考によって気分に違いがあること、また自動思考を現実的でバランスの取れたものに変えることで気分が改善することを強調する。さらに、この自動思考を眺めて検討する方法を提示する。

　個人ワークでは、気分が動揺したときの状況とそのときの気分、自動思考、自動思考とは別の見方や考え方（実際のセッションでは、「自動

思考をはね返す考え」と呼んでいる）を順次整理する。スタッフは，特定の状況を絞り込めなかったり，状況・気分・自動思考が混同してうまく整理できないところ，自動思考がきちんと挙げられていないところ，別の考え方がなかなか浮かばないところなどに注目しながら，適宜介入する。

グループワークでは，各自が記入した内容を発表し，気分・自動思考などの共通点や相違点を話し合ったり，自動思考をはね返す別の考えを皆でたくさん出し合うようにする。

最後に，前回同様，セッションの簡単なまとめをし，宿題の提示と次回の予告をする。宿題として，気分が動揺した場面について個人ワークと同様に整理し，自動思考をはね返す考えに自分自身が挑戦することなどを提示する。

3.6.4 第3回セッション

第3回セッションでは，バランスの取れた考え方を導き出し，気分を改善する方法を学ぶ。

導入は，前回までのセッションと同様で，はじめに宿題の確認と復習，今回のセッションの目標・内容の確認をする。講義では，テキストで前回の内容をおさえつつ，新たな内容として，自動思考に対する別の見方・考え方を検討し，バランスの取れた考え方を導き出す方法を詳しく説明する。またそれによって気分がどう変化するかをみることが最終目的であることも伝える。この方法は，認知再構成法と呼ばれる認知的技法の代表的なものである。

表5のような自動思考記録表（コラム表とも言う）を用いて，まず，①状況には，最近気分が動揺したり，気になる行動を取ってしまったときの出来事について，いつ，どこで，誰が，何を，どうした，という具体的な視点から整理する。②気分は感情とも言いかえることができ，「落ち込み」「不安」「楽しい」「うれしい」など，1つの言葉で表現でき

表5　自動思考記録表（コラム表）の例

①状況	○月○日午後6時。用事を済ませて帰宅。リビングに姑が一人いた。姑は私の顔を見ずに「今日は帰りが遅いわね」と言った。「すみません」と謝った。
②気分（％）	落ち込み（90％）　悲しみ（70％）　不安（70％）
③自動思考	● （ホットな自動思考）姑を怒らせてしまったのは私が悪いからだ。私の段取りが良ければこんなことにはならなかった。 ● いつも姑に怒られてばかり。これからもずっと続くに違いない。
④理由（根拠）	● 姑は私の顔を見なかった。 ● 以前「段取りが悪い」と姑に言われた。
⑤自動思考をはね返す考え 「もし親しい人が同じようなことで悩んでいたら、なんてアドバイスするだろう？」 「これまでに似たような体験をしたとき、どんなことを考えたら楽になったか？」	● 姑が私の顔を見ないのはいつものこと。姑は最近，夫や子どもにもあたるくらいなので，ストレスをためているのかもしれない。 ● 段取りが悪いというより，自分にはやることが多すぎる。今日もそれを一人でやった。
⑥バランスの取れた考え	● 理由（根拠）と⑤自動思考をはねかえす考え（反証）の両方を取り入れる場合——姑が私の顔を見ないのはいつものこと。最近，夫たちにもあたるくらいなので，ストレスをためているのかもしれない。「段取りが悪い」と言われたことはあるが，やることが多く，今日も帰りが遅くなった。一人で抱え込まず夫などに協力してもらったほうがいい。 ● 3つのシナリオを書く場合——「最悪のシナリオ」いつも姑を怒らせ，自分を責め続け，病気が悪化する／「最良のシナリオ」姑が何を言っても，どんな表情をしていても動じない／「一番現実的なシナリオ」姑が顔を見ないのはいつものこと。やることが多すぎて一人では大変なので，夫の協力が得られるか考える。
⑦今の気分（％）	落ち込み（60％）　悲しみ（40％）　不安（40％）　安心（40％）

るものであることを理解し，その状況が起こったときの気分を，1つの言葉で明確に表現する。また，その強さも，0〜100％のなかの具体的な数値で表現する。③自動思考には，気分を体験したときに同時に頭に浮かんでいた考えを，まとめすぎず浮かんだままに記入する。また，最も気分を動揺させる考え，すなわちホットな自動思考にも印をつける。

　ここからは，ホットな自動思考に焦点を当てて進めていく。まず，④理由（根拠）には，自動思考が浮かんだ理由を，実際の自分の経験も含めた事実に沿って書く。次に，⑤自動思考をはね返す考えは，ソクラテス式質問（場面を特定し，限定的な回答が出せる質問の仕方）を用いて，「もし親しい人が同じようなことで悩んでいたら，なんとアドバイスするだろう？」「これまでに似たような体験をしたとき，どんなことを考えたら楽になったか？」などと自身に問いかけて，出していく。ここは参加者にとって一番難しく時間がかかるところで，適宜様子をみながら，スタッフからも同様のソクラテス式質問を投げかけ，一緒に考えるようにする。いくつかの別の考えが出せたら，⑥バランスの取れた考えとして整えるようにする。その方法として，自動思考が浮かんだ理由と自動思考をはね返す考えの両者を取り入れた中庸的な考え方を導き出したり，自動思考の確信度が高い場合は，シナリオを書く方法もあることを説明する。シナリオは，予想しうる「最悪」のシナリオから順に「最良」，その後「一番現実的」なものと進めるようにする。最終的に，⑦今の気分を，②に倣って記載し，それまでの検討により気分がどう変化したかをみるようにする。最後に，この方法は，何度も繰り返し練習することで身につくことを強調する。

　個人ワークでは，自動思考記録表を作成する。特に，自動思考をはね返す考え，バランスの取れた考えを導き出すところで戸惑っている参加者には個別に対応し，ソクラテス式質問を活用して，自ら別の視点の考え方を出せるようにする。グループワークでは，各参加者が作成した自動思考記録表を発表し，別の考えがあまり挙げられなかった参加者に

ついては，皆でさまざまな考えを出し合い，考え方のレパートリーを広げられるようにする。このとき，どのような考え方にもメリットとデメリットがあること，一見デメリットが大きいように思ってもメリットもあるため，ここではまずたくさんの考えを出すことが大切であると強調する。

最後に，前回までのセッションと同様にまとめを行い，宿題を提示する。宿題では，自動思考記録表の作成方法を復習し，気分が動揺した場面を同様に1つ取り上げ，自動思考記録表を作成することを提示する。

3.6.5　第4回セッション

第4回セッションでは，再度，第3回セッションで学んだバランスの取れた考え方を導き出す方法について学習する。

導入は前回までと同様，宿題の確認を行う。その後，各参加者が宿題で作成してきた自動思考記録表のなかで，自動思考があまり検討できず気分が改善しなかったもの，あるいは皆に共通し関心が高い事柄などから1つを選び，作成者に発表してもらいながら，スタッフがホワイトボードに板書し，皆で一緒に自動思考記録表を検討する。途中，復習もかねて，作成のポイントを押さえ，特に自動思考をはね返す考えのところでは，発表者自身に別の考えを出してもらうのと同時に，参加者全員からもいろいろな視点の考えを出してもらう。ここでのポイントは，参加者が多数の考え方に触れることである。スタッフは，ブレインストーミングの要領でいろいろな考え方を出すように投げかける。最終的に，発表者自身の気分がどう変わるかを確認し，また各参加者からも一連のプロセスを体験した感想を話してもらうようにする。

最後のまとめは前回までと同様で，宿題は，前回と同様の内容，あるいは，バランスの取れた考えが妥当なものかどうかを確かめる（行動実験と呼んでいる）ためのプランを作成し，それを試すことも提示できる。

3.6.6　第5回セッション

　第5回セッションでは，問題解決能力を高めるための問題解決策リストとアクションプランについて学ぶ。

　導入は，前回までと同様，宿題の確認も行う。講義では，はじめに，抱えている問題・課題を解決するためには，第4回セッションで学んだ認知再構成法と同時に，具体的に行動を起こすことも大切であると説明する。しかし，いざ行動を起こそうと思っても，「自分にはどうすることもできない」という自動思考が浮かぶと行動に移せなくなるため，それをはね返す考え，たとえば「とにかくやってみよう」などと自分に向けて繰り返し言ってみること（自己教示法）を勧める。また，問題解決の方法として問題解決策リストとアクションプランの作成方法について説明する（これらの作成方法は，岡田（2011）等を参照）。問題解決策リスト（表6）では，特にブレインストーミング，つまり判断は後回しにしてできるだけ多くの解決策を挙げることが大切だと強調する。これは，参加者の多くがパターン化した方法にこだわり，柔軟に多くの解決策を考えられない傾向があるためである。アクションプラン（表7）では，実行するにあたって生じる心配な事柄について，事前に対策を立てておく（「心配を乗り越える方法」と呼んでいる）と実行に移しやすいことを強調する。

　個人ワークでは，問題解決策リストとアクションプランを作成する。スタッフは，ブレインストーミングでいろんな解決策を出せるように，個別に適宜関わるようにする。グループワークでは，各参加者が作成した問題解決策リストとアクションプランを発表し，解決策や心配を乗り越える方法がうまく挙げられていなかった場合は，皆で一緒に取り組む。ブレインストーミングでさまざまな考えを出し合い，その長所と短所を皆で一緒に検討するようにする。その後，各参加者が実行する解決策を決め，実行することを宿題に設定する。最後のまとめは前回同様に行う。

表6　問題解決策リストの作成例

①現在抱えている問題 (1) 夫に自分の体調をわかってもらいたいが，忙しそうなのを見ると話せないまま毎日が過ぎる。 (2) 午前中は体調が悪く，掃除や洗濯が午後になってしまう。 (3) 姑に家事の仕方をいろいろ言われても，「ええ」と聞くだけ。自分の意見をうまく言えない。
②今回取り組むこと 　「夫に，自分の体調を話せるようになること」
③ブレインストーミング（考えられる解決策リスト） (1) 平日に話すのは難しいが，休日には話すようにする。 (2) 話す前に鏡に向かって練習をする。 (3) あらかじめ話すことをメモに書いておく。 (4) 忙しそうに見えても無視して話す。
④解決策リストの長所と短所（③の番号と対応させて書いてください） (1) 長所：休日なら夫は時間的に余裕があって，聞いてくれるだろう。 　　短所：平日の調子悪いときには話せない。 (2) 長所：いざ話すときに緊張しない。 　　短所：家族のいないところでしないと恥ずかしい。 (3) 長所：話すときに落ち着いて伝えたいことを伝えられる。 　　短所：少し書くのがおっくうかもしれない。 (4) 長所：伝えたいことは伝えられる。 　　短所：夫との関係が悪くなるかもしれない。
⑤今回実行する解決策 　「自分の体調について，休日に夫に話すようにする」
⑥実行……宿題
⑦実行したことの評価……宿題

3.6.7　第6回セッション

　第6回セッションでは，うつ状態の女性が陥りやすいコミュニケーションの特徴とアサーションについて学ぶ。

　導入は前回までと同様，宿題の確認も行う。講義では，参加者の多くが身近な重要他者（夫，舅姑，両親，子どもなど）との関係上でいろん

表7 アクションプランの作成例

①目標設定／自分の体調について，休日に夫に話す
②アクションプラン／休日のランチ後，その日の朝からの体調について話す。
③開始時期／明日の午後1時
④イメージする
⑤心配なこと／皆の食べる時間がばらばらだったり，後片付けで忙しくなると機会を逃すかもしれない。
⑥心配を乗り越える方法／ランチを食べたあとの10分間は体調を話す時間と決め，それに集中する。
⑦実行
⑧計画の達成状況 ○月○日：話そうとしたら，姑に外出に付き添ってほしいと言われて話せず。 ○月○日：話はできたが，自分の伝えたい内容をきちんと伝えられず。 ○月○日：夫のほうから，「今日の具合はどうなの？」と聞いてきた。
⑨この計画を実行した結果わかったこと ●発見したこと 　いざ話そうとしたら話がまとまらず，自分の伝えたいことが伝えられなかった。 　意識して話すようにしたら，夫のほうから尋ねてくれるようになった。 ●改善点 　話す前にメモにまとめておくと，伝えたいことが伝えられるのではないか。 ●次回のアクションプランに役立てる。

な問題を抱えており，その多くは「うまく自己表現できない」などのコミュニケーションに関するものであること，その背景には，第1回セッションで学んだ，うつ状態の女性の考え方の特徴があることを説明する。「うまく自己表現できない」とは，相手に思っていること，感じていることを，適切に伝えられないことであり，具体的には，「相手からの頼みを拒否できない」「我慢する」ことなどを表す。また，これらが続くと，相手に対して負担や不満が募り，思いが伝えられない自分を責めたり，最終的にはあきらめを感じるようにもなること，また相手によっては（例－自分より弱い立場の子ども）ついあたってしまい，自分を責め

表8　コミュニケーション・チェック表

①チェックする人を特定する／姑
②特定した相手とのコミュニケーションの状態を調べる 　(a) その人といつ，どのような内容の話をしたか。 　　　昨日の昼間。夕飯の準備の仕方。 　(b) そのときの会話のやりとりは具体的にどうだったか。 　　　姑が「おかずを先に作ってから買い物に行ったほうがいい」と20分近く話しつづけた。私は「はい」「ええ」という言葉を返しただけ。 　(c) 会話中自分はどんなことを感じたり考えていたか。相手に何を期待していたか。 　　　私とはやり方が違うと思ったし，姑のやり方に従うことも難しいと思った。段々心配になってきた。家事をするのは私なので，私のやり方もわかってほしい。 　(d) 会話中相手はどんなことを感じたり考えていたと思うか。自分に何を期待していたと思うか。 　　　姑は必死に自分のやり方をわかってほしいと思っていたと思う。私が姑のやり方を理解して，そのように動いてくれることを期待していたのだと思う。 　(e) この会話が自分の負担やストレス，気分の動揺などにつながったか。それはなぜか。 　　　姑との間にギャップがあると思い，負担に感じた。
③改善したほうがよい点 　家事をするのは自分なので，姑の言う通りに自分ができるわけではない。それなら，少し自分の考えも伝えたほうがいいかもしれない。
④改善のための対策 　まずは一言，自分の考えを伝えてみる。「ちょっといいですか？」と前置きを入れると一呼吸置けると思う。

てしまうこともあると説明する。

　個人ワークでは，表8の「コミュニケーション・チェック表」を使って，コミュニケーションの振り返りをする。まず，話をするときに緊張したり動揺しやすい人，ストレスを感じる人を特定し，その人との最近のコミュニケーションについて，表8の視点で具体的に書き出す。このとき，自分が会話中何を感じ考えていたか，何を期待していたかを挙げるのと同時に，相手に関してもそれらを想像して書くようにする。そしてこの会話がストレスにつながったのかどうか，それはなぜかについても考えてみる。その後，コミュニケーションの取り方について改善した

ほうがよい点とその対策を挙げる。グループワークでは，このチェック表について各参加者が発表し，コミュニケーションの傾向，改善したほうがよい点，改善のための対策に焦点をあてて話し合いを進める。このなかで，多くの参加者が非主張的な自己表現をしていることに気づけるため，適切な自己表現，つまりアサーションについて簡単に説明をする。ここでは，アサーションの特徴を説明しながら，アサーション以外に非主張的な自己表現，攻撃的な自己表現があるため，それらの特徴についても対比させながら説明する。

最後のまとめは前回までと同様，宿題も提示する。宿題として，気分が動揺したりストレスを感じたコミュニケーション場面について，「コミュニケーション・チェック表」を作成してくることを提示する。

3.6.8　第7回セッション（最終回）

第7回セッション（最終回）では，言語的・非言語的なアサーションの方法について学ぶ。

導入は前回までと同様，宿題も確認する。講義では，言語的なアサーションの方法として，具体的な文章の作り方を説明する。アサーションしたい事柄について，見たこと（状況），感じたこと，提案，再提案の順に文章を作る。この4つを並べて，「み（見たこと）かん（感じたこと）てい（提案）いな（可または否，それにより再提案）」と標語のようにして，参加者には提示している。また，非言語的なアサーションの方法，つまり穏やかで落ち着いた口調で話すことなども，非主張的・攻撃的な場合と対比させながら説明する。さらにアサーションのなかには，相手の話に耳を傾ける傾聴も含まれることを強調し，その方法を説明する。最後に，アサーションしようとしてもそれを阻む自動思考，たとえば「言っても無駄だ」「こんなことを言ったら（相手を）傷つける」などが浮かぶときは，「まずは話してみよう」などと自己教示することを勧めたり，自動思考記録表を用いて，自動思考をはね返す考えに挑戦す

ることも促す。

　個人ワークでは，最近，もっと上手に自分の気持ちを伝えられるとよかったと思った場面を想起し，攻撃的な言い方，非主張的な言い方，アサーティブな言い方を書き出す作業を行う。その後，グループワークで，各参加者に発表してもらい，そのなかで皆の関心の高い場面についてロールプレイを行う。アサーションする役と相手役を決め，アサーションする役の人には，表情や口調など，非言語的な部分にも気をつけながらセリフを言うように促す。相手役の人には，その役になりきり，またアサーションする役に傾聴の姿勢で接するように指示する。各役の人が演技し終わったら，アサーションする役，相手役，周囲の観察者の順に感想を言ってもらう。このとき，アサーションする役の人の良かった点，また相手役の聞き方の良かった点などもフィードバックし，さらに他の参加者から別の言い方，もっと工夫できる点を挙げてもらうようにする。

　この回は最終回となるため，セッション全体を振り返り，学んだことの要点をまとめる。また再発予防の方法を話し合い。特に，日々繰り返しCBTのスキルを使うことが大切であることを伝える。より学びを深めるための参考図書も紹介する。

　最後に各参加者に集団認知行動療法に参加した感想を述べてもらい，一人ずつ修了証を授与する。

4　うつ病看護にCBTを導入するうえでの課題

　看護職によるうつ病患者へのCBTの研究動向を踏まえ，筆者が開発し実施している集団認知行動療法プログラムについて紹介してきたが，CBTを看護に導入するプロセスには，さまざまな課題がある。現時点では，看護系大学院でCBTを学ぶ機会は増え，CBT関連の研修会も各地で行われるようになった。しかし，看護師がCBTを実践に導入できているケースはまだ少ない。それを改善するための方策として，CBT

を導入しやすくする環境作り（診療報酬上の評価，職場内の理解など），看護師の CBT の実践能力向上に向けた研修体制の整備，特にスーパーヴァイズ体制の構築が挙げられる．今後，これらの課題への早急な取り組みが必要であろう．

文献

Beech, B.F.（2000）The strengths and weakness of cognitive behavioural approaches to treating depression and their potential for wider utilization by mental health nurses. *Journal of Psychiatric and Mental Health Nursing* 7 ; 343-354.

Chen, T.H., Lu, R.B., Chang, A.J., Chu, D.M. and Chou, K.R.（2006）The evaluation of cognitive-behavioral group therapy on patient depression and self-esteem. *Archives of Psychiatric Nursing* 20-1 ; 3-11.

Embling, S.（2002）The effectiveness of cognitive behavioural therapy in depression. *Nursing Standard* 17 ; 33-41.

Gordon, V.C., Matwychuk, A.K., Sachs, E.G. and Canedy, B.H.（1988）A 3-year follow-up of a cognitive-behavioral therapy intervention. *Archives of Psychiatric Nursing* 2-4 ; 218-226.

Hamdan-Mansour, A.M., Puskar, K. and Bandak, A.G.（2009）Effectiveness of cognitive-behavioral therapy on depressive symptomatology, stress and coping strategies among Jordanian university students. *Issues Mental Health Nursing* 30-3 ; 188-196.

畑友子（2003）慢性うつ病患者に認知行動療法的関わりを試みて．日本精神科看護学会 46-2 ; 425-429.

厚生労働省（2010）「チーム医療の推進について」取りまとめ（http://www.mhlw.go.jp/shingi/2010/03/dl/s0319-9a.pdf）

木下亜紀子・鈴木伸一・松永美希・上田一貴・岡本泰昌・山脇成人（2006）うつ病を対象とした集団認知行動療法プログラムの有用性．神経精神学雑誌 108-2 ; 166-171.

増田伊佐世・竹田加代子・松本小百合（2006）認知のゆがみに対するアプローチ方法　スケジュール表を活用し良好な経過をたどったうつ病患者の 1 例．日本看護学会論文集．精神看護 37 ; 232-234.

松永美希・鈴木伸一・岡本泰昌・木下亜紀子・吉村晋平・山脇成人（2007）うつ病に対する集団認知行動療法の展望．精神科治療学 22-9 ; 1081-1091.

Maynard, C.K.（1993）Comparison of effectiveness of group interventions for depression in women. *Archives of Psychiatric Nursing* 7-5 ; 277-283.

中島美鈴・稗田道成・島田俊夫ほか（2009）集団認知行動療法の比較対照試験による

効果検討（I）．精神科治療学 24-7 ; 851-858.
仲本晴男（2009）認知行動療法（CBT）を中心としたうつ病デイケアの有効性．厚生労働科学研究費補助金（こころの健康科学研究事業）「精神療法の実施方法と有効性に関する研究」平成 20 年度 総括・分担研究報告書，pp.19-22.
岡田佳詠（2002）看護師の認知療法に関する英語圏の研究の動向──有効性に関する研究を中心に．日本精神保健看護学会誌 11-1 ; 1-9.
岡田佳詠（2004）軽度の抑うつ状態の女性に対する認知へのアプローチ．聖路加看護大学紀要 30 ; 57-65.
岡田佳詠（2006）女性うつ病患者の認知の特徴と症状との関連．日本看護科学会誌 26-4 ; 93-101.
岡田佳詠（2008a）第 III 章 女性のための集団認知行動療法．In：秋山剛・大野裕 監修：さあ！ はじめよう うつ病の集団認知行動療法．医学映像教育センター．
岡田佳詠（2008b）第 I 章 集団認知行動療法とは．In：秋山剛・大野裕 監修：さあ！ はじめよう うつ病の集団認知行動療法．医学映像教育センター．
岡田佳詠（2009）女性うつ病患者の集団認知行動療法での学び・体験と重要他者との関係性の改善── 2 事例の検討から．淑徳大学看護学部紀要 1 ; 65-72.
岡田佳詠（2011）進め方と方法がはっきりわかる 看護のための認知行動療法．医学書院．
曽根原令子（2007）自己否定感が強い患者への認知行動療法アプローチ──フィードバックの面接ノートを用いた 1 例．日本精神看護学会誌 50-2 ; 133-137.
Stuhlmiller, C.S.（2009）Computer-assisted CBT for depression and anxiety. Increasing accessibility to evidence based mental health treatment. *Journal of Psychosocial Nursing* 47-7 ; 32-39.
田島美幸・岡田佳詠・大野裕・秋山剛（2006）うつ病休職者を対象とした職場復帰援助のための集団認知行動療法．産業精神保健 14-3; 160-166.
高梨葉子（2002）認知行動療法を用いたうつ病の再発予防に関する研究．東京慈恵会医科大学雑誌 117 ; 405-417.
田中都子（2007）老年期うつ病患者への認知療法を通したかかわりについて──治療の動機づけとして患者のフィードバックへのかかわりを通して．日本精神科看護学会誌 50-2 ; 609-613.
Wong, D.F.（2008）Cognitive and health-related outcomes of group cognitive behavioural treatment for people with depressive symptoms in Hong Kong : Randomized wait-list control study. *The Australian and New Zealand Journal of Psychiatry* 42-8 ; 702-711.

| 第2章
幻聴に対する認知行動療法
| 則包和也

1 幻聴の概要

　幻覚は，実際には存在しないものを知覚するもので，統合失調症に特有の症状として知られている。幻覚は感覚器官ごとに分類され，視覚的な幻覚を幻視，嗅覚的な幻覚を幻嗅，味覚的な幻覚を幻味，触覚的な幻覚を幻触，そして聴覚的な幻覚を幻聴と呼んでいる。

　幻聴は，統合失調症の幻覚のなかで最も多くみられる症状といわれている。また，薬物療法を行っているにもかかわらず，幻聴が完全に消失しないケースも少なくないなど，治療が難しく，統合失調症患者（以下，患者）にとって大きな負担になる症状である。

　しかし，精神科看護師（以下，看護師）にとっては，幻聴が患者を苦しめていることはわかっていても，幻聴がどのように聴こえているのかについては，あまり知られていない現状がある。幻聴に苦しむ患者の看護を行う際には，まずは看護師が，幻聴についてしっかりと理解していることが必要である。

1.1　幻聴が聴こえやすい状況

　幻聴は，患者の周囲の状況によって活発化することがわかっている。もちろん個人差はあるが，大きく3つの状況に分けることが可能である。

1.1.1　刺激の量が少なくなる状況

　1人で過ごしているときや，ぼんやりしているとき，静かでシーンとしているときなど，周囲から受ける刺激の量が少なくなる状況である。

1.1.2　ストレスがたまっている状況

　不安・孤立・過労・不眠の4つの条件が重なった状況が続くと，幻聴が聴こえやすくなるという報告（原田，2006）がある。幻聴は，ストレスを上手く解消できなかったり，強いストレスにさらされてしまったりする状況においても生じやすい。

1.1.3　特定の状況

　テレビのニュース番組を観るとき，自分の部屋にいるときや出社したとき，人混みのなかにいるときなど，特定の状況において，幻聴が活発化するというケースもある。

1.2　幻聴の内容

　幻聴は，悪口，批判，命令，誹謗中傷など，否定的な内容が多いが，その一方で，愉快な内容や患者に役立つ内容の幻聴も報告されている（林，1985；Nayahi and Anthony, 1996；石垣，2001）。

1.3　幻聴の形式

1.3.1　幻聴はどこから聴こえるのか

　自分の身体の中から幻聴が聴こえるというケースと身体の外から聴こえるというケースがある。研究によって差があるが，どちらかというと

身体の外から聴こえると感じることが多いようだ。

1.3.2　幻聴の声は誰なのか

　幻聴の声が自分の声だと感じる患者はほとんどいない。知り合いの人の声で聴こえたり，知らない人の声で聴こえたりするケースが多いが，霊や神などの超自然的な存在からの声と感じることも少なくないといわれている。

1.3.3　幻聴の声の人数

　幻聴が複数の声で聴こえるか，単独で聴こえるかについては，研究（林，1985；Nayani and Anthony, 1996）によってさまざまであるが，単独であることが多い傾向があった。しかし複数で聴こえるケースでは，数人から100人以上の声が聴こえるなど，患者によって個人差が大きいようだ。

1.3.4　幻聴との対話の有無

　幻聴が一方的に聴こえる患者の割合よりも，幻聴と対話していると答える割合が多いことも明らかになっている（寺岡ら，1999）。

2　幻聴が及ぼす患者への影響とこれまでの看護

2.1　多様で深刻な影響

　ここでは，先に紹介した幻聴の概要を踏まえ，幻聴が及ぼす患者への影響（図1）について述べる。
　幻聴の内容は，前述したように患者にとって不快なものが多く，患者の不安や怒り，焦燥感などの否定的な感情を引き起こしやすい。そのような感情は，患者の表情を暗くするだけではなく，患者の自尊感情を低下させる。それによって，自傷行為や自殺を行う危険性が高くなること

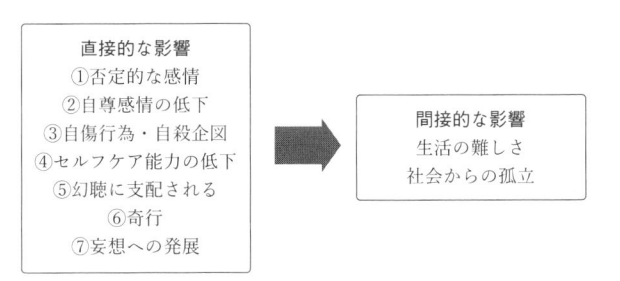

```
┌─────────────────┐
│  直接的な影響    │         ┌─────────────┐
│ ①否定的な感情   │         │ 間接的な影響 │
│ ②自尊感情の低下 │  ━━▶   │ 生活の難しさ │
│ ③自傷行為・自殺企図│      │ 社会からの孤立│
│ ④セルフケア能力の低下│    └─────────────┘
│ ⑤幻聴に支配される│
│ ⑥奇行          │
│ ⑦妄想への発展   │
└─────────────────┘
```

図1 幻聴が及ぼす患者への影響

が報告されている。

幻聴は，患者のセルフケアを行う能力にも影響を及ぼす。これは，幻聴の声に気をとられてしまい，洗面や散歩など，患者が普通にできていたことを行うのが難しくなってしまうためである。

幻聴が自分の考えをピタリと当てた，思っていたことを先回りして言われた，と感じる患者も多い。これによって，幻聴を全知全能の神や霊界からの声であると考えてしまい，声の言う通りに行動したり，声に逆らうことが難しくなったりする場合もある。

また幻聴への反応として，大声をあげたり，腕を振り回したりするなどの突発的な行動につながった場合，周囲の人達には奇行として映り，奇異に思われる場合もあるだろう。

さらには，自分の考えや思いが他の人に伝わっているのではないかと考えて，"自分の頭のなかに発信機が埋め込まれているのではないか" "部屋に盗聴器が仕掛けられているかもしれない"などの妄想に発展するケースも珍しくない。

このようなことが続くと，患者の生活は深刻な影響を受けてしまい，生活の難しさを感じることが多くなる。また，他者との関わりに大きな支障が生じ，社会から孤立する可能性が高くなる。幻聴は，患者に直接的に悪影響を及ぼすだけではなく，間接的にも影響を及ぼすことを見逃

してはならない。

2.2 幻聴に対するこれまでの看護

では，幻聴に苦しむ患者に対して，これまでどのような看護が行われてきたのだろうか。

精神看護に関する書物には，患者からの幻聴の訴えに対して，肯定も否定もせずに感情に共感する関わりや，幻聴の内容への言及を避け，現実的な体験をもつように促す関わりについて記載されていることが多くみられる。しかし，このような関わりは，実際に行ってみると非常に難しく，患者の訴えに対して，正面から向き合っていないようなもどかしさを感じている看護師は少なくないと思われる。

また，筆者らの研究（則包・白石，2004）では，精神科病院に勤務している多くの看護師が，患者からの幻聴の訴えが頻繁にあり，その対応が難しいと感じていることが明らかになった。また，幻聴の訴えへの対応は，看護師によって個人差が大きいことも明らかになった。

このような結果となった理由についてはさまざまな考察が可能であるが，病棟で患者とつねに接している看護師が，幻聴を訴える患者の対応に苦慮していることが多く，幻聴への新しいアプローチが必要とされているためではないかと思われる。そのアプローチのひとつが認知行動療法なのである。

3 幻聴へのCBT

3.1 CBTについて

アメリカの精神科医アーロン・ベックによって提唱された認知療法は，うつ病患者に特徴的な認知の歪みに着目して開発された。当初は，うつ病の治療法として試みられたが，不安障害や依存症などの精神疾患にも適用が進んでいる。1990年代には，行動療法の技法を取り入れながら

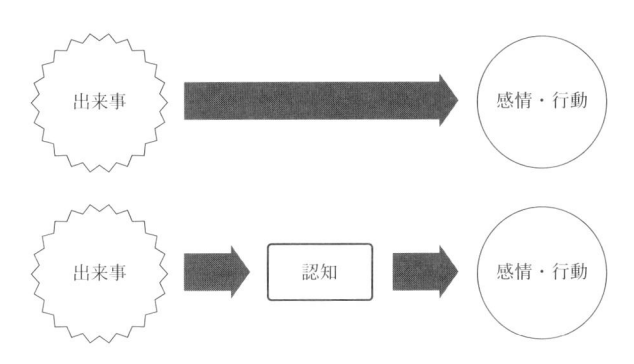

図2　出来事と感情・行動の関

認知行動療法（cognitive-behavior therapy：CBT）として，さらに適用範囲が拡大されている。近年では，統合失調症にも試みられており，その有効性が医師だけではなく看護師からも報告されるようになっている。

CBTに関する詳しい説明については他に譲るが，その本質は"認知が感情や行動を規定する"という非常にシンプルなものである。では認知とは何だろうか。心理学の本をひもとくと，認知に関する膨大な説明が記載されているが，ここでは簡単に"出来事に対する受けとめ方"とする。つまり"出来事の受けとめ方"によって，感情や行動が変化するというのがCBTの基本的な考え方である。

一般的には，出来事と人の感情や行動はダイレクトに結びついていると考えられやすい。しかし，CBTでは，出来事と人の感情や行動の間には，認知が強く関係していると捉えることを前提とする（図2）。

一方，同じ出来事を体験しても，感情や行動は人によって異なる。この違いは，個別性（個性）と呼ばれているが，個別性が人それぞれであるのは，出来事に対する受けとめ方が人によって異なるからだ。つまり，認知の多様性が，人それぞれの個別性を決定する重要な要因であると考えられる。

しかし，この認知が偏ったり，極端になったりして，バランスが悪くなってしまう場合がある。このような認知は"歪んだ認知"（非合理的認知）と呼ばれ，否定的な感情や不適切な行動を生じさせる可能性がある。CBTは，この認知の歪みを捉え，修正を働きかけることによって，感情や行動の改善を試みる治療である。

3.2 ホットチャートを用いた幻聴へのアプローチ
3.2.1 幻聴をアセスメントするツール"ホットチャート"

このように，CBTの本質や考え方は，シンプルで明快であることから，幻聴に苦しむ患者へのアプローチとして応用することも十分に可能である。そのためには，幻聴が患者をどのように苦しめているのかについてのアセスメントが必要である。

しかし，これまで幻聴に焦点を当てないように配慮してきた看護師にとって，幻聴をアセスメントすることには，ためらいや気後れを感じるかもしれない。また，患者からの幻聴の訴えは，唐突であったり，内容が奇異であったりすることが多く，理解するのが難しい場合もよくある。

そこで筆者はCBTの基本モデルを参考にして，幻聴が発生しやすい状況から行動までを一連の過程として捉えるツールを作成し，"ホットチャート"と名付けた（表1）。このツールを用いて面接を行うことによって，幻聴に対する患者の認知，感情，身体，行動，対処の情報を漏れなく収集することができ，全体的な視点からアセスメントすることが可能である。したがって，ホットチャートは，スムーズにCBTを導入するためのアセスメントツールであるともいえよう。

ちなみにホットチャートは，幻聴が及ぼす患者への影響を，できるだけ"熱いうち"に捉えていきたいという願いを込めて名付けた。焦点を当てるべきは，幻聴に対する過去の認知よりも，患者が今まさに体験している"ホット"な認知なのである。

表1　幻聴をアセスメントする"ホットチャート"

- 最初に……ここ最近で○○さんを一番悩ませている声について話を聞かせてください。

　　名前＿＿＿＿＿　面接者＿＿＿＿＿
　　実施日＿＿年＿＿月＿＿　＿＿回目
　　開始時刻　　　終了時刻
　　＿＿：＿＿　〜　＿＿：＿＿

Q1　声は○○さんが何をしているときに聴こえますか？（状況）
▼
Q2　声は○○さんに何と言うのですか？（内容）
▼
Q3　声が聴こえると○○さんはどんなことを考えますか？（認知）
　　その考えは一番強いときを5とすると，どれくらいの程度ですか？
▼
Q4　声が聴こえると○○さんはどんな気持ちになりますか？（感情）
　　その感情は一番強いときを5とすると，どれくらいの程度ですか？

悲しみ・怒り・驚き
恐怖・嫌悪・幸福

▼
Q5　声が聴こえると○○さんの体はどのように反応しますか？（身体）

冷や汗・動悸
赤面・悪寒

▼
Q6　声が聴こえると○○さんはどのような行動をしますか？（行動）
▼
Q7　声が聴こえると○○さんはどう対処していますか？（対処）
▼
説明

| Q1　状況 |
| Q2　内容 |
| Q3　認知　程度：強 5・4・3・2・1 弱 |

| Q5　身体 | Q4　感情
程度：強 5・4・3・2・1 弱 | Q6　行動 |

| Q7　対処　備考 |

▼
説明

3.2.2 ホットチャートを使った面接手順

① 面接を始める際に

面接を開始する前に，まずは看護師と患者が挨拶を交わす。これはホットチャートを使う面接に限らず，人と人が一対一で会話を始めるにあたって当然のことであろう。

挨拶を終えると，患者に「ここ最近で○○さんを一番悩ませている声について話を聞かせてください」と質問することから面接が始まる。これは患者にさまざまな内容の幻聴が聴こえている場合に，現在において患者の感情が最も揺さぶられている幻聴の内容を面接の話題にするためである。

② 質問とホットチャートへの記入

幻聴が及ぼす患者への影響をアセスメントするために，ホットチャートでは7つの質問を設定している。各質問の例文は，ホットチャートの用紙の上半分に，順番に記載しているので，看護師はそれに沿って質問をする。質問に対する患者からの回答は，用紙の下半分に設けている欄に記録する。

それでは以下に，各質問項目の説明を行い，回答例に下線を引いて提示する。その際，ホットチャートへの記入例を示した表2をご参照いただきたい。

質問1……最初の質問は，幻聴が聴こえやすい状況について"声は○○さんが何をしているときに聴こえますか？"と問いかける（注）。
回答例……<u>部屋で，ぼーっとしているときです。</u>
（注）質問では，幻聴を"声"というやわらかい表現に言い換えている。

質問2……質問2は，幻聴の内容についての問いかけで"声は○○さんに何と言うのですか？"と尋ねる。

表2 ホットチャートの記入例

名前＿＿＿＿ 面接者＿＿＿＿
実施日　X年　Y月　Z日　1回目
開始時刻　　　終了時刻
13：40　～　13：55

● 最初に……ここ最近で○○さんを一番悩ませている声について話を聞かせてください。

Q1　声は○○さんが何をしているときに聴こえますか？（状況）
▼
Q2　声は○○さんに何と言うのですか？（内容）
▼
Q3　声が聴こえると○○さんはどんなことを考えますか？（認知）
　　その考えは一番強いときを5とすると，どれくらいの程度ですか？
▼
Q4　声が聴こえると○○さんはどんな気持ちになりますか？（感情）　　悲しみ・怒り・驚き
　　その感情は一番強いときを5とすると，どれくらいの程度ですか？　恐怖・嫌悪・幸福
▼
Q5　声が聴こえると○○さんの体はどのように反応しますか？（身体）　冷や汗・動悸
▼　　　　　　　　　　　　　　　　　　　　　　　　　　　　　　　赤面・悪寒
Q6　声が聴こえると○○さんはどのような行動をしますか？（行動）
▼
Q7　声が聴こえると○○さんはどう対処していますか？（対処）
▼
説明

Q1　状況
部屋でぼーっとしているとき

Q2　内容
おまえは役に立たない人間だ。殺してやろうか。

Q3　認知　程度：強 5 ④ 3・2・1 弱
どこかに隠れなければ殺されてしまう。

Q5　身体	**Q4　感情** 程度：強5 ④ 3・2・1 弱	**Q6　行動**
鳥肌が立った。	びっくりして，だんだんつらくなった。	ベッドの下にもぐりこんだ。

Q7　対処　備考
ヘッドホンで音楽を聴く。

▼
説明

回答例……おまえは役に立たない人間だ。殺してやろうか，と言ってきます。

質問3……質問3は，認知についての問いかけで，"声が聴こえると，○○さんはどんなことを考えますか？"と尋ねる。
回答例……どこかに隠れなければ殺されてしまう，と考えます。

　また，この質問の意図が上手く伝わらない場合を想定して，"どんなことが思い浮かびますか？"や"どんな受けとめ方をしますか？"などのバリエーションを用意しておくとよいだろう。回答があった後に，"その考えは，一番強い時を5とすると，どれくらいの程度ですか？"と認知の強さのレベルを数字で答えてもらう質問をする。認知の強さのレベルは，認知の欄内にある数字を○で囲んで記録する（注）。
回答例……強さは5ですね。

　（注）ホットチャートでは，最も強いレベルを5として5段階での評価を設定しているが，最も強いレベルを100（％）として評価する方法もある。患者の理解に合わせて，やりやすいように設定してよい。

質問4……質問4は，感情についての問いかけで，"声が聴こえると，○○さんはどんな気持ちになりますか？"と尋ねる。患者が自分の感情を表現するのが難しい場合は，質問項目の右横に示した感情一覧表（悲しみ・怒り・驚き・恐怖・嫌悪・幸福等）を参考にして回答を促す。
回答例……びっくりして，だんだん辛くなりました。

　その後，認知への問いかけと同様に，"その感情は，一番強いときを5とすると，どれくらいの程度ですか？"と感情の強さのレベルを数字で答えてもらう質問をする。感情の強さのレベルは，感情の欄内にある数字を○で囲んで記録する。
回答例……4だと思います。

質問5……質問5は，身体の主に生理的反応についての情報を得ることを目的として"声が聴こえると，○○さんの身体はどのように反応しますか？"と問いかける。質問の意図が上手く伝わらない場合は，質問項目の右横に示した生理的な反応例（冷や汗・動悸・赤面・悪寒等）を参考にして回答を促していく。
回答例……鳥肌がたちました。

質問6……質問6は，幻聴が聴こえたときの行動を把握するために，"声が聴こえると，○○さんはどのように行動をしますか？"と問いかける
回答例……ベッドの下にもぐり込みました。

質問7……質問7は，対処についての問いかけであり，"声が聴こえると，○○さんはどう対処していますか？"と質問する。
回答例……ヘッドホンで音楽を聴きます。

以上で7つの質問が終了し，ホットチャートへの記録を完了する。

③ ホットチャートを使った説明

質問が終わったら，回答を記入したホットチャートをもとにして説明を行う。ホットチャートの記録内容が患者から見えるような位置に配慮し，説明する箇所を患者に指し示しながら説明をするのが望ましい。

以下に説明の例を示す。太字で強調した箇所は，ホットチャートの記載（患者からの回答）をそのまま引用して説明していることを示している。

説明の例

（表を参照しながら）それでは，声がどのように○○さんに影響を

与えているかについて，今のお話をもとにして説明します。

　○○さんが部屋で，ぼーっとしている状況で，おまえは，役に立たない人間だ。殺してやろうかという内容の声が聴こえてくるのですね。そして，そのとき○○さんは，どこかに隠れなければ殺されてしまうと考えるのですね。この考えの強さは 5 です。そしてびっくりして，だんだん辛い気持ちになってくるのですね。その気持の強さは 4 です。そして○○さんは，鳥肌がたって，ベッドの下にもぐり込んだことがわかってきました。声が聴こえると，ヘッドホンで音楽を聴いて対処をすることもわかりました。

　今の説明で付け足したり，訂正したりするところはありますか？

　このような説明を患者に行うことによって，幻聴が影響を及ぼす過程についての客観的な理解を促すだけではなく，看護師と情報を共有しているという意識を高めていくことになる。また，説明の最後には，記入漏れや看護師の主観が入り込んでいないかなどを，患者から確認してもらう。看護師からの一方的な聴き取り調査ではなく，共同作業としてのアセスメントであることが患者に伝われば，CBT への動機付けにもつながるだろう。

3.2.3　ホットチャートを用いた介入

　幻聴が及ぼす影響のアセスメントと説明によって，患者と看護師が情報を共有した後には，ホットチャートを用いた介入を行っていく。図 3 に，面接の開始から面接の終了までの流れを示したので，以下に述べる説明の参考にしてほしい。

① アジェンダの設定

　ホットチャートを用いた介入は，アジェンダ（これから一緒に取り組むテーマや話題）を設定することから始める。基本的にアジェンダは，患者と看護師が話し合いをして決めていくものだが，患者から積極的

```
面接の開始
   ▼
ホットチャート（質問1～7）
   ▼
   説明
   ▼
アジェンダの設定
   ▼
認知の妥当性の検証
   ▼
  課題の設定
   ▼
  フィードバック
   ▼
  面接の終了
```

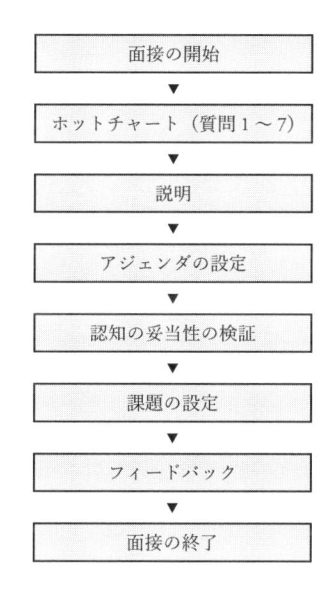

図3　ホットチャートを使った面接の流れ

に提案してくることは，特にCBTの初期の段階では難しいことが多い。そこで患者に，幻聴に関する最近の困り事について尋ねて，アジェンダ設定の手がかりにしていく。

　たとえば"声が聴こえてくるので風呂に入れない"ことが患者の悩みであれば，これをアジェンダとして取り上げ，どのようにすれば入浴ができるのかについて話し合いを進めていくことになるだろう。看護師はそのなかで，患者の悩みの改善のためには，認知の修正に取り組んでいくと効果的であることを，患者自身で気づくように導いていく。

　患者に対して，認知に焦点を当てることを一方的に指示するのは簡単かもしれない。しかし患者が，"やらされる感覚"で認知の修正に取り組むのは効果的ではない。CBTは患者と治療者との共同作業であり，アジェンダの設定においても同様である。あるときは質問を投げかけ，

またあるときは提案をしながら，患者と協力してアジェンダを決めていく過程が大切なのである。

② 認知の妥当性の検証

アジェンダについての話し合いのなかで，認知を取り上げることになれば，認知の妥当性について検証することになる。検証する手段は"質問を行うこと"である。CBTでは定石といえる質問があり，そのひとつが"そう考える根拠は何だろうか？"という質問である。

たとえば，記入例（表2参照）にあるような"どこかに隠れなければ殺されてしまう"という認知について，"そう考える根拠は何でしょうか？"と患者に問いかけると，どのような答えが返ってくるだろうか。

最初は"根拠と言われたって……"とか"本当にそう聴こえるから……"のような答えがほとんどであるかもしれない。しかし"その声は他の人には聴こえていますか？""それを言ってくる声の主を実際に見たことはありますか？"など，さまざまな視点から具体的な根拠を問う質問を繰り返すことによって，患者が徐々に認知の歪みに気づいていくきっかけとなるだろう。

もう1つの質問は"他の考え方はできないだろうか？"である。これは幻聴と認知の間にできあがってしまっている患者の思考パターン（自動思考）から距離を置いて，別の視点をもつことを促す質問である。この質問のバリエーションとしては"他の人が，同じような声を聴いたら，その人はどうすると思いますか？""同じような声が聴こえている人に，あなたなら，どんなアドバイスができると思いますか？"などがあり，いずれも同じ体験をしている第三者を想定し，客観的な認知を促すものである。このような問いかけを繰り返し行うことによって，患者が幻聴に対して別の視点をもつことができるように働きかけていく。

③ 課題の設定

CBT では，認知の妥当性を検証するために，面接で話し合ったことを，患者が実際に試みるという行動実験を行うことが多い。面接という限られた時間のなかで認知の修正を行っていくのは，どうしても限界がある。面接での話し合いが「机上の空論」にならないためにも，課題を設定し，患者の生活のなかで実践していくことが認知の修正にとって効果的なのである。

実践についても，患者との話し合いによって設定されることが望ましい。その際，看護師は，患者のできそうなことであるかを重視しながら，"劇的な変化"ではなく"小さな変化"でよいことを強調して課題の設定に関わることが重要である。

患者は実践の結果を，次回の面接で報告することになり，今回の面接と次回の面接をつなげる重要な役割をもつ。

④ 面接を終える際に

面接を終えるときには，患者にフィードバックを求め，面接に対する感想，疑問，不明な点などを自由に発言してもらう。たとえば"質問の意味がわかりづらい"などの率直な意見があれば，質問の表現や言葉を工夫する必要がある。耳が痛い意見でも，CBT のスキルを磨いてくれる助言として受けとめていく。患者からのフィードバックは，CBT を行う者にとって，まさに"新たな視点"をもたらすものなのである。

4 幻聴への CBT を行うための注意点

4.1 対象者

幻聴を体験している患者であれば，誰でも CBT を適用できるわけではない。CBT では，面接を主体に治療を進めるため，ある程度，意思疎通が良好であることが条件である。また少なくとも患者が幻聴を苦痛

と感じて，何とかしたいと思っている必要がある。幻聴を困り事と感じていない場合は，当然だが治療が上手くいかないことが多い。

また，症状が激しい急性期は，薬物療法やセルフケアへの援助，身体的なリスク管理などに重心を置く必要があるので，CBTを適用する時期としてはふさわしくない。症状が治まり，患者が幻聴と距離が取れるようになる回復期に導入を進めていくことが望ましい。

| 4.2 治療的環境を整える

上記のような条件を踏まえ，患者にCBTを適用する際は，チームカンファレンスや主治医への相談によって事前に検討し，病棟スタッフ全員の了解を得ておく。CBTに直接関わらないスタッフの了解が必要なのは，患者が安心してCBTに取り組むことができる治療的環境を醸成していくためであり，治療効果を高めるために欠かせないものである。

| 4.3 動機付け

患者の意思を確認しないままCBTを行っても，一方的な押し付けになってしまい，治療効果どころか，患者にとって大きなおせっかいになってしまうだろう。そこで看護師から患者への働きかけが必要になってくる。まずは，幻聴からもたらされる苦痛をやわらげるために一緒に話し合ってみたいという提案をする。患者が関心を示したら，"もし幻聴があまり気にならなくなったら，どんなことをしたいですか？"など，明るい将来をイメージできるような問いかけを行っていく。このような働きかけは，患者の治療への動機付けを高める助けになるだろう。

また，CBTが，看護師とチームを組み，共同で取り組む治療法であることを伝えることも，患者の不安や緊張をほぐし，動機付けを高めるために大切である。

動機付けを高め，CBTの適用について患者が同意したら，CBTの進め方や大体の流れを説明し，患者から了解を得ておくことも必要になる。▼2

4.4 患者との信頼関係

患者と看護師の信頼関係は，看護を提供するときだけではなく，CBTを進める際にも欠かすことができない。幻聴に焦点を当て，それに伴う患者の不快な感情を「語ってもらう」ことは，腫瘍を切開する手術に例えられることがある。当然，患者にとっては痛みを伴う作業だろう。患者はその痛みをこらえながら，そして看護師は患者の痛みに共感しながら，まさに二人三脚で進んでいくCBTの道のりは，信頼関係があってこそ歩むことができると考える。

4.5 治療の目標

CBTは，幻聴が聴こえなくなることを期待して行う治療ではない。幻聴に対する認知を変えることによって，幻聴が聴こえながらも，快適な生活を送れることを目標とする。その目標のために，何ができるのかについて患者と話し合いをしながら，具体策を検討していく過程がCBTであるといえるだろう。CBTは効果的な治療法であるが，幻聴がすっかり消えてしまうことを目指すのではないことを，患者も看護師もわきまえておくことが必要だろう。

4.6 患者の感情を大切にする

CBTという言葉から，患者の認知と行動だけに注目してしまいがちであるが，決して忘れてはならないのが，患者の感情である。

CBTの目的は，患者の不快な感情を改善することであり，認知の修正はそのための手段であることを，看護師はつねに思い返しながら患者に関わることが必要である。

繰り返しになるが，CBTの本質は，"認知が感情や行動を規定する"ということである。そうであるならば，感情を直接コントロールしようとするよりも，感情を規定する認知にアプローチを行い，間接的に感情をコントロールするほうが効果的であるいう考え方が，CBTを貫くも

のなのである。

4.7 患者の自己対処に注目する

CBT を進める際に，患者が，幻聴に対してすでに行っている自己対処を軽視してはならない。自己対処があれば「患者の資源」として注目し，さりげなく誉め，患者の自己効力感を高める。そして，その自己対処のレパートリーのひとつに認知を変える方法を取り入れてみようかという提案をすると，患者にとって CBT が受け入れやすくなるだろう。

幻聴への対処に限らず，問題に対する対処法は 1 つだけではなく，さまざまなバリエーションがあるほうが，より効果的に対処できるといわれている。看護師は，このような点について患者に説明し，柔軟に CBT を進めていくことが必要である。

5 ホットチャートを用いた事例の紹介

次に，実際にホットチャートを用いて患者に関わった事例を示しながら，具体的に説明を行っていく。

5.1 事例紹介

事例：B 氏，女性，50 歳代

現病歴：X 年，統合失調症を発症。X+Y 年，強い不安と幻聴を訴えて，2 回目の入院となる。意思疎通に問題はなく，薬物療法等の治療にも協力的である。入院後に医師から疾患や幻聴に関する説明は受けている。

5.2 ホットチャートを使った面接

B 氏は，疾患について医師から説明を受けていたので，聴こえてくる声が幻聴症状であるという知識はもっていた。しかし幻聴が激しくなると，行動範囲が狭くなり，苦痛を感じている状態にあった。

表3　B氏のホットチャート記入例

```
Q1  状況
    起きているときは，時刻や場所を問わず，
    ほとんどいつでも聴こえてくる。

Q2  内容
    トイレに入ると「時間が長いぞ！」「そのくらいしか出ないのか」,
    風呂に入ると「洗い残しがないようにしろ」などと乱暴な言葉で
    命令するように言ってくる。

Q3  認知　程度：強 ⑤・4・3・2・1 弱
    声に従わなければいけない。知り合いの夫婦の声で聴こえるが,
    現実にはそんなことを言わない夫婦であることはわかっている。

Q5  身体                Q4  感情                       Q6  行動
    胸がドキドキする。      程度：強5・④・3・2・1 弱         風呂に入ることや
    頻尿になる(15～16回／日) イライラする。                  行事への参加が億劫になる。
                         嫌な気持ちになる。

Q7  対処　備考
    声に対して反論したり無視したりしようとする (あまり上手くいかない)。
    眠ると声は聴こえないので，服薬してよく眠るようにする。
```

　B氏の同意を得て，面接を行った結果，幻聴がB氏に及ぼしている悪影響の過程が明らかになった（表3）。回答を記入したホットチャートを示し，その過程をB氏に説明しながら話し合い，アジェンダを"幻聴に対する認知に注目する"と設定した。

5.3　ソクラテス式質問を使う

　ホットチャートの記録には，幻聴が聴こえやすい状況として"起きているときは，時刻や場所を問わず，ほとんどいつでも聴こえてくる"とあった。その発言のなかで，B氏の認知が含まれていると思われる言葉に着目し，いくつかの質問を行った。以下は，そのやりとりを抜粋したものである。

筆者＿幻聴が聴こえてくる状況で、"ほとんどいつでも"とは、どんなときですか？

B氏＿トイレや風呂、部屋にいるときです。

筆者＿それ以外の状況で幻聴は聴こえますか？

B氏＿うーん……。それ以外では聴こえてないですね。

筆者＿すると"ほとんどいつでも"幻聴が聴こえる、ということではないのかもしれないですが、Bさんはどう考えますか？

B氏＿そうですね。ほとんどいつでも聴こえているわけではないですね。

　上記のやりとりで、筆者がB氏に質問を多用していることに注目していただきたい。このような質問は、ソクラテス式質問と呼ばれ、CBTでは積極的に使用するスキルである。このスキルを用いることによってB氏は、"ほとんどいつでも"という歪んだ認知について、自分で気がつくことができたのである。

　ここで注意が必要なのは、ソクラテス式質問は、患者をやり込めようとしたり、揚げ足を取ったりするために用いるのではないということである。看護師はソクラテス式質問を用いて、患者が自分の思考を整理し、患者自身で現実と認知の間のギャップを明らかにすることを導いていくのだ。そのために看護師は、哲学者ソクラテスのように「無知の人」となって患者から教えてもらうという姿勢で患者に関わることが必要だろう。

　また、"ほとんど""いつでも""どこでも"などは、誤った認知を示す可能性がある言葉として着目すべきである。このような言葉は、認知を問わない質問（この事例では、状況を問う質問）の回答のなかにも、しばしば散見されるので、見逃さないように注意が必要である。

5.4　認知の妥当性を検証する

　次に"知り合いの夫婦の声で聴こえるが、現実にはそんなことを言わない夫婦であることはわかっている"という認知に着目し、質問を行った。

筆者＿この考えについて，もう少し詳しく教えてもらえますか？
B氏＿その夫婦は，人柄が良くて，私にも優しくしてくれるのです。だから，絶対にその夫婦は言っていないと思います。でも聴こえてくる声は，その夫婦のような感じがして……不思議だなと思います。
筆者＿それは不思議ですね。では，絶対にそんなことを言わない夫婦だとして，それでも声が聴こえてくるということは，他にどんな可能性が考えられますか？
B氏＿わかりません。やはり幻聴なのでしょうか……
筆者＿そうですね……。もしその声が幻聴だとしたら，Bさんはどう考えますか？
B氏＿うーん……。やっぱり（私は）病気なのかなと……。でもそう考えるほうが，今までのことが納得しやすいかもしれません。

（注）カッコ内は筆者が追記

　ここで取り上げた認知は，歪んだ認知ではなく，むしろ適正な認知（合理的認知）であるといえよう。ここに着目してソクラテス式質問を行うと，"不思議だと思う"という客観的な認知を引き出すことができた。それによって，その後の"他の可能性は？"という認知の妥当性を検証する質問に対して，B氏は自ら，声が幻聴である可能性を語ることができたと考えられる。
　このように，適正と思われる患者の認知に着目して働きかけていくことも，大切なことである。幻聴が聴こえている患者の認知が，すべて歪んでいるわけではないのだ。

5.5　ホームワークの課題を決める

　次に"声に従わなければいけない"という認知に着目して，さらに質問を行った。

筆者__声が聴こえるときに，どうして従わなければいけないと考えるのですか？
　B氏__従わなければ，何か悪いことが起こってしまうのではないかと思うからです。
　筆者__それはどんなことですか？
　B氏__……それはわかりません。
　筆者__他に従わなければいけないと考える理由はありますか？
　B氏__私が考えたことと同じことを声が言うからです。それと，声がすごくはっきりと聴こえるので，幻聴とは思えないからです。

　上記のやりとりの後，B氏の了承を得て，幻聴症状に関するパンフレットを示しながら，これと同様の症状があることを説明した。B氏は自分の体験と照らし合わせながら，聴こえてくる声が幻聴であるかもしれないという思いを強めていった。その後のやりとりを以下に示す。

　筆者__もし，聴こえてくる声が幻聴だとすれば，従う理由はありますか？
　B氏__現実には存在しない声だったら，従わなくてもいいかもしれません。
　筆者__声に従わなければ，不快な感情や行動が改善されそうですか？
　B氏__少しは改善できると思います。
　筆者__では実際にできそうですか？
　B氏__その場になってみないとわかりませんが，できるかもしれません。
　筆者__では，これから私たちが取り組むことを，「幻聴の声に従わないことを試してみる」としてみませんか？
　B氏__はい。

　このように，B氏の"声に従わなければいけない"という認知につい

て話し合い，その認知を検証することを提案した。このやりとりでも，質問を多用し，B氏の認知をさらに深く把握しようとした。それによって，B氏は，幻聴に従わなければ何か悪いことが起きてしまうのではないかと考えていることがわかってきた。また，自分の体験していることが幻聴の典型的な症状であることを理解するなど，効果的な疾患教育にもつながった。

さて上記のやりとりのなかで，これからの取り組みとして決まった「幻聴の声に従わないことを試してみる」ことは，ホームワークの課題となる。そして，次回の面接では，B氏から実際に試みた結果が報告され，その結果を次のアジェンダにつなげていくのである。

実際にB氏からは，その後の面接で，ホームワークの課題について以下のような報告がなされた。

- 声に従わないことを4回行うことができた。
- 従わなくても悪いことは起こらなかった。
- 従ってしまうときでも，聴こえてすぐに（反射的に）従うのではなく，5分あるいは10分と，ある程度の時間を置くことができるようになった。

その際，再びホットチャートを用いたアセスメントを行ったところ，"声に従わなければいけない"という認知のレベルが2になり，"イライラする，嫌な気持ちになる"という感情のレベルは1になっていた。このように，効果を数字のデータで確認することが可能なのは，CBTのメリットのひとつである。早速B氏に，認知の確信度が低下し，感情も大きく改善していることを前回のホットチャートと比較して示した。それによって，B氏は幻聴に積極的に対処していくようになり，幻聴による苦痛が少しずつではあるが改善していった。

6　看護にCBTの視点を取り入れる

　B氏のような事例では，これまで看護師が行うことができる働きかけは限られていた。しかし，CBTを看護に取り入れることで，幻聴に苦しむ患者へのアプローチの幅が広がると同時に，看護師の患者の捉え方に深みをもたらすだろう。

　またCBTは，つねに患者から学ぶという姿勢をもつ。患者の認知，感情などを患者への問いかけによって把握する働きかけは，一方的なものではなく，患者との相互的な知的共同作業となる。したがって患者の満足感は高く，治療効果の向上が期待できる。

　本来，看護師は患者の認知に無関心ではいられない職業である。看護師自らが，治療の道具となり，コミュニケーション技術を用いた対人関係のなかで患者に治療的に働きかけていくことが精神看護であるからだ。それは，人間同士の関わりを基盤とするという看護の原点でもあり，CBTの基本原則と重なっている。

　最終的にCBTは，患者が自らの認知と行動をコントロールすることによって，幻聴に対して効果的に自己対処ができるようになることを目標とする。それは患者のセルフケアの自立を目標とする精神看護の考え方と通ずるものがあり，CBTは看護師にとって受け入れやすいものだと考える。

　ただ，CBTによって患者の苦痛が直ちに改善されるのではないことは，わきまえておきたい。患者に限らず，人の認知を劇的に変えることは難しい。だから，少しずつで良いのである。少しずつであっても，患者が幻聴に対して，今までとは違った見方や視点をもつことができるように，あるときは導き，またあるときは見守り，時には背中をそっと押したりしながら付き添っていくことが，CBTにおける看護師の役割なのである。

註

1 ───── 自分の日常生活上のことを自分で決めながら，生命，健康，安寧を維持するための活動を行うこと．
2 ───── CBT の説明については，初回の面接時間のなかで行う場合もある．患者の状態や周囲の状況に合わせて臨機応変に行う．
3 ───── 古代ギリシャの哲学者であるソクラテスが，人々との問答において用いた質問方法を参照して開発された，CBT の技法のひとつ．

文献

林直樹（1985）精神病者の幻聴現象の分析──多変量解析による試みⅠ．精神医学 27-3 ; 267-278.
原田誠一（2006）統合失調症の治療──理解・援助・予防の新たな視点．金剛出版.
井上和臣 編（2004）認知療法・西から東へ．星和書店.
石垣琢麿（2001）幻聴と妄想の認知臨床心理学──精神疾患への症状別アプローチ．東京大学出版会.
Nayahi, T.H. and Anthony, S.D.（1996）The auditory hallucination : A phenomenological survey. *Psychological Medline* 26 ; 177-189
則包和也・白石裕子（2004）幻聴・妄想の訴えへの対応に関する精神科看護師の意識調査──幻聴・妄想への新しいアプローチを検討するために．第 35 回日本看護学会抄録集．精神看護 119.
寺岡政敏・井上比呂志・内海久美子（1999）幻聴に関する臨床的研究．*Journal of Sunagawa City Medical Center* 16-3 ; 13-19.

| 第3章
退院調整チームによる認知行動療法
石川博康

0　はじめに

　本章では，入院から退院までのケアに限定せず，地域生活への移行や定着まで継続した支援を行う退院調整チームとして，看護師が中心に実践している認知行動療法（以下，CBT）について述べる。

　特に，CBTを通じて患者が問題への対処やセルフコントロールの技法を習得することを支援し，自分の問題を自分で対処できるようにしていくことを目標としたチームでの関わりについて，実践と研究を通じて紹介していきたい。

　CBTを始めるにあたっては，患者の気持ちをありのまま受け止め，患者の状態を理性・知性の用い方もバランス良く考えるツールを活用しながら，解決策の道筋を一緒に考える。そして，問題に応じて具体的な解決策を一緒に探し，それを生活のなかで応用することを目的に支援していくことが重要である。

1 CBT の技法とケースへの関わり

　CBT には多くの技法があるが，ここではカウンセリング，動機づけ面接，問題解決法，認知再構成法を実施しながら，退院準備の行動実験を SST のなかで学習していく関わりについて，ケースを通じて紹介する。
　実施するうえでは，再発予防の説明だけでなく，好調の維持について話し合うことを重要課題とし，退院後の状況を想定する。また，単なる病識の有無ではなく，病識がどの程度あるのかを確認する。患者と治療で何を学んだかをわかりやすくまとめ，退院後も関連する情報や行動実験の結果が詳しく整理されていることを大切にしていく。途中でセッションをやめる場合も希望を尊重し，この先の健康を維持するための安全・安心策としてブースターセッションを希望する意志があるかを確認していく。病気の原因には先入観をもたずに，希望や回復に焦点を当てることをチームの共通認識とする。

1.1 退院調整チーム

　退院調整チームは，社会復帰支援室に在籍し，医師，看護師，臨床心理士，精神保健福祉士，作業療法士から構成される。ケアチームとして連携・協働しながら，患者の意向に添える退院支援を継続していく目標を掲げている。
　チーム内では看護師がコーディネーターとなり，病棟を横断的にラウンドしながら，病棟支援・退院前後の訪問・夜間電話相談を複合的に実施する。具体的な役割としては，患者－支援者関係を早期に構築し，退院後の疾病管理，生活技術，社会資源導入についてケアプランを患者とともに多職種協働によって立て，必要な介入を検討し，CBT などを実践していくことが挙げられる。

1.1.1　退院調整チームのCBTを行う支援者がクリアすべき条件

チームでは，以下の4つの項目を掲げて実際に取り組んでいる。

①精神疾患への豊富な臨床経験（急性期から社会復帰までのすべてのステージの経験）
②不安障害と気分障害のCBTの知識・経験
③精神疾患の薬物療法やリハビリテーションの知識と経験
④CBTの理論的背景に関する知識，基本モデルの理解

1.1.2　CBTを効果的に実践するために必要不可欠なスキル

以下では，CBTを効果的に実施するためのチームの共通認識として，計6つの項目を掲げている。

①「今，この場」の認知・行動が生じた経緯を理解するために，包括的な情報収集（現病歴・既往歴・家族歴）を行って評価すること。
②構造化（時間の流れに段階を設ける）
③ホームワークの有効活用（セッションと日常生活をつなぐ）
④ソクラテス式質問法を用いた双方向的コミュニケーション／フィードバックを引き出すこと
⑤ツールなどを用いた外在化
⑥心理教育とノーマライゼーション

1.1.3　退院調整チームの訪問看護支援

訪問看護における精神疾患の再燃・再発に対する支援としては，「再燃・再発のリスクが高い時期での早期介入・支援」を実現する体制を整備している（図1～2）。具体的には，「再燃・再発のリスクを減らすための薬物療法の継続モニタリングとCBT」「精神科救急システムの整備（夜間入院，夜間訪問，夜間電話対応）」と自立支援などの外来支援との

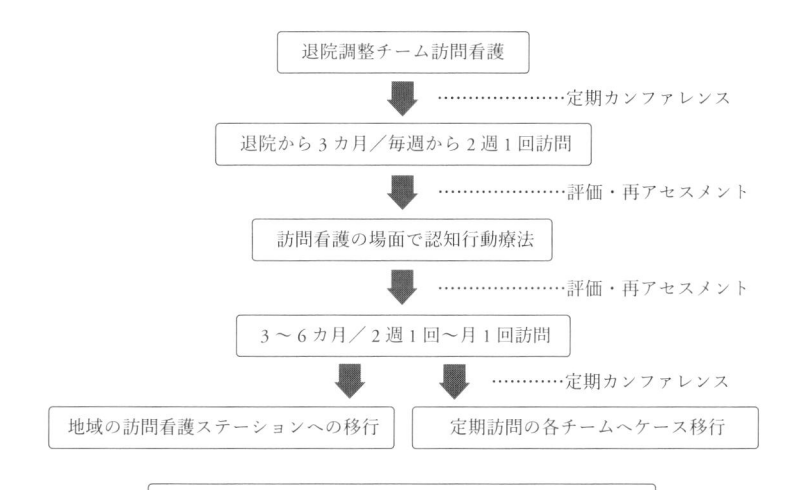

第 3 章　退院調整チームによる認知行動療法　133

```
          ┌─────────────────────┐
          │ 退院調整チーム訪問看護 │
          └──────────┬──────────┘
                     ▼          ………… 定期カンファレンス
          ┌─────────────────────┐
          │ 退院から3カ月／毎週から2週1回訪問 │
          └──────────┬──────────┘
                     ▼          ………… 評価・再アセスメント
          ┌─────────────────────┐
          │ 訪問看護の場面で認知行動療法 │
          └──────────┬──────────┘
                     ▼          ………… 評価・再アセスメント
          ┌─────────────────────┐
          │ 3～6カ月／2週1回～月1回訪問 │
          └──────┬──────┬───────┘
                 ▼      ▼       ………… 定期カンファレンス
   ┌──────────────────┐ ┌──────────────────┐
   │ 地域の訪問看護ステーションへの移行 │ │ 定期訪問の各チームへケース移行 │
   └──────────────────┘ └──────────────────┘
```

```
┌─────────────────────────────────────┐
│ 定期カンファレンス                     │
│ ● 本人・家族，外来担当医，PNs，PSW，保健師 │
│ ● 福祉 CW，支援センター職員等，グループホーム職員 │
└─────────────────────────────────────┘
```

図 1　退院調整チームの訪問看護支援体制

連携を行っている。チームで実践する CBT は，進行マップ（図3）をモデルとして行われる。

1.1.4　面接実施時のポイント

　面接開始時には，あいさつ，自己紹介，面接の限界，どのくらいの時間がかかるかという見通しを伝えていく。注意する点としては，ただ情報を集めるのではなく，患者に対して関心をもちながら聞くという心構えが必要になる。また，面接におけるコミュニケーション自体がアセスメントとなって多くの情報をもたらすため，関わりながらの観察（参与観察）を保持していくことが大切である。

　面接ではまず，CBT の技法である認知再構成法を行っていく。認知

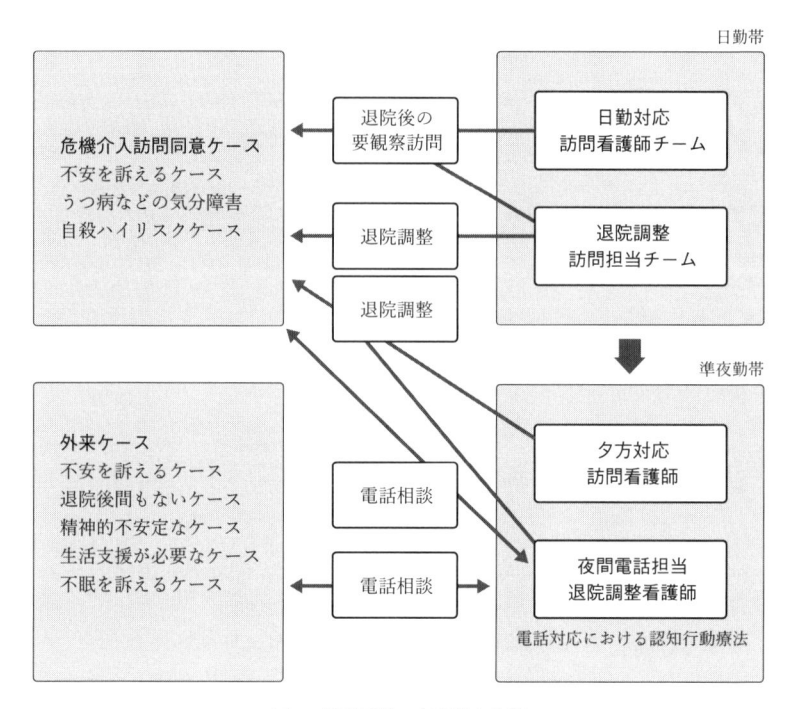

図2 訪問看護の夜間対応体制

再構成法を実施するなかで，対象者の思いを引き出すような問いを心がけ，問題状況に関する客観的な事実だけでなく，自分の体験にまつわる思いを率直に話してもらえるような雰囲気をつくることを重視する。

患者本人が問題と感じる状況における対人関係に対する思い，親和感（相手と触れ合いを通じて心地よい感じ）や異和感（相手と何となくしっくりいかなくて不快な感じ）などを自覚したり実感したりできるように質問を投げ返しながら，認知の再構成を行う。

```
                    ┌──────────┐
                    │   入院   │
                    └────┬─────┘
                         ▼
                ┌──────────────────┐
                │ 入院時アセスメント │
                │   スクリーニング   │
                └──────────────────┘
```
入院までの経過，入院前の生活状況，家族状況などから早期に退院調整が必要な患者かどうかを選定・特定・予測する
```
                         ▼
                ┌──────────────────┐
                │   患者初回面接     │
                │ チームカンファレンス │
                └──────────────────┘
```
患者の意向に添いながら，退院後の生活を想定したケアプランを多職種で立てる。プランにしたがってケアを実施し評価していく一連のプロセスの中で，CBT を活用できるか検討する。
```
                         ▼
                ┌──────────────────┐
                │  CBT カウンセリング │
                └──────────────────┘
    再アセスメント       ▼          必要に応じて動機付け面接
                ┌──────────────────┐
                │  CBT セッション実施 │
                └──────────────────┘
    再アセスメント       ▼
                ┌──────────────────┐
                │   CBT 前後の評価   │
                └──────────────────┘
  フォローアップの面接   ▼          再発予防セッション
                ┌──────────────────┐
                │ 退院前後のカンファレンス │
                └──────────────────┘
 退院後モニタリング・評価 ▼
                ┌──────────────────┐
                │   訪問時の CBT    │
                └──────────────────┘
```

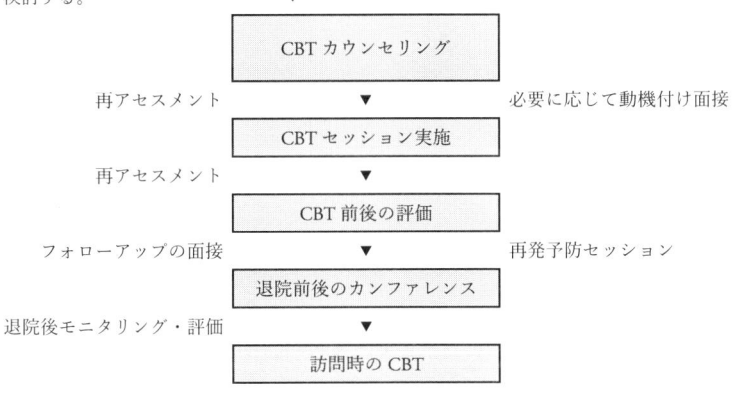

図 3 退院調整チームの CBT の進行マップ

2 CBT の実際

2.1 アセスメント

顕著に見られる特定の反応だけに注目して CBT を行うことは，重大な他の問題を見落としてしまうことにつながる。CBT を効果的に行っていくためには，患者がどのような問題を抱えており，困難な状況でど

のような症状（情緒的反応，行動的反応，生理的反応，認知的反応）を経験しているかを適切にアセスメントしていく。CBTのアセスメントでは，以下の3つの視点から患者の問題を理解することを重視する。

①患者の症状の多面的なアセスメント
　行動的側面，情緒・生理的側面，認知的側面に分けて査定するとともに，その症状がどのような場面で，どのよう程度生じているかを評価する。
②反応パターンと反応スタイルのアセスメント
　患者の症状を特定の場面で見られる具体的な反応と，多くの場面で共通してみられる反応の2つに分けて評価する。
③機能的アセスメント
　症状がなぜ維持されているのかを評価する。

2.2　全体像のアセスメント

アセスメントできた内容を外在化するためのツールとして，院内のCBTの研修で使われている洗足ストレスコーピング・サポートオフィスのアセスメントシートを活用し，実践している

2.2.1　具体的な異和感，ストレスを構成する不快な感情と身体感覚の例

＊ 感情
驚き，疑い，困惑，混乱，不審，怒り，いらだち，悔しさ，恨み，嫉妬，裏切られた感じ，はがゆさ，もどかしさ，落胆，幻滅，もどかしさ，無気力，徒労感，むなしさ，不全感，屈辱感，情けなさ，寂しさ，悲しさ，焦り，不安，恐れ，嫌悪，増悪，軽蔑，後悔，羞恥心，罪悪感，落ち込み
人間の基本的な感情……驚き，怒り，恐れ，悲しみ，喜び

建設的な表現が比較的容易な表現……驚き，疑い，困惑

❋ 身体感覚
胃が痛い，息苦しい，胸が苦しい，胸がどきどきする，体があつくなる，体がひえる，頭に血が上る，顔が熱くなる，血の気が引く，力が抜ける，ぞっとする，むかつく，皮膚がざわざわする，頬がひんやりする，体が重くなる，体が硬くなる，肩に力が入る，傷つく

2.3 評価

次に，心理社会的機能，身体機能を綿密に情報収集し，CBTの影響を評価する。

- 精神疾患体験およびその意味を探ることに伴うバイアスを評価する。
- CBTに伴う混乱と，深刻な情動に耐えることができているかを評価する。
- 問題の背景となる経緯を評価する。
- 問題のきっかけとなる出来事の性質を評価する（欲求不満，孤独，失敗，内的葛藤，自尊心，安全感への脅威といった情動的問題を解く手がかりとする）。

2.3.1 CBTカウンセリング手順
①インテーク面接
②全体像のアセスメント
③問題の同定
④カウンセリングにおける目標の設定
⑤具体的な手段・技法の選択
⑥具体的な手段・技法の実践
⑦効果の検証

⑧効果の維持と般化
⑨終結
⑩フォローアップ
* 最終目標は再発予防である。

2.3.2　再発予防の具体的対策

再発予防の具体的な対策についての話し合いでは，患者や家族，支援者が再発自体について率直に話し合うことが必要になる。再発を失敗や恥ずべきことだと考えないように，予防の限界も設定しながらチームでは以下の対策を進める。

- 早期警告兆候の確認

  疾病の経過と，前駆期，急性期，回復期における患者の体験を見直す。初めて気づいた前駆兆候が何であったかを調べることが再発予防の鍵となる。家族とともにこの過程を援助することも不可欠である。

- ストレスマネジメント

  ストレスを体験することと，前駆症状や精神症状の発現との関係について患者から情報を聞き出す。ストレスと予期せぬライフイベントに対応し，再発の可能性を減少させる新たな方法について学ぶ（たとえば，リラクセーション，タイムアウト（中休み），人間関係の観察，不合理な考え方に挑むなど）。

- 有効な対処法の考察

  過去に使った対処法を聞き出し，それを強化する。確認された問題を標的とした新しい方策について考える（たとえば，ストレスを感じた際にリラックスする方法を学ぶ。ストレスフルな出来事のあとは，友人に連絡して相談する）。

- 薬物療法に対するアドヒアランス（患者の積極的治療参加）
  疾病の経過を通じて薬物治療について教育する。薬物療法が「セーフティーネット」の役を務めるという点から，この療法を理解し積極的に治療に参加する方法について話し合う。
- 社会的資源の利用
  現在利用中の社会資源を確認する。再発しそうに感じた際，誰に連絡するか話し合っておく。
- 障害の理解の促進
  患者や家族が精神疾患体験の意味について考えられるように援助する。このことは患者と家族の内省を促し，個人の成長を強化し，それによって回復と変化が促される。
- 再発予防マネジメントプランの作成
  早期警告兆候についての知識を深め，この兆候への対処法をあらかじめ準備しておく（表1）。

3 個人への CBT を取り入れた支援
統合失調症患者の再燃・再発を中心にした CBT

それでは次に，退院調整チームが実際にどのように CBT を行っているのか，過去のケースを見ながら確認していきたい。

3.1 ケース

Aさん，40歳代，女性，統合失調症。高校まで成長発達に関わる問題はなく，比較的順調に過ごした。19歳頃から幻覚様発言があり，アルバイト先でまとまらない言動が出現し，クリニック受診。20歳代で統合失調症の診断を受けた。以後，精神科入院歴10回以上。退院後しばらくすると服薬，通院を中断し，易刺激的となり再入院となる経過を繰り返す。今回の入院前1年間はデイケアに不規則ながらも通い，家族

表1 再発予防マネジメントプラン

再発サイン	再発予防法
初期兆候	
1. 人間関係について心配する 2. 嫉妬を感じる 3. 猜疑的になる 4. 規則的に服薬しなくなる 5. 心配事から気をそらそうとしてたくさんのことを試みすぎる	1. チームの人に連絡して心配事について話し合う 2. 考え方を合理化するために日記をつける 3. リラックスする時間を取る 4. たくさんのことを試みすぎることを避ける
中間期兆候	
1. 恐怖と不安を感じる 2. 人が自分に敵対していると感じる 3. 家から出ない 4. 同じことを繰り返し,忘れっぽくなる	1. 友人とチームに訪問をしてもらう 2. どのくらい他人が自分自身へ敵対していると信じているか? その確信度について確認してみる
後期兆候	
1. ますます恐怖を感じる 2. 孤立している 3. 睡眠が困難である 4. 混乱していると感じる 5. 声が聞こえる 6. 変わった考えがある 7. 日常の課題に問題が生じている	1. すぐにチームに連絡する 2. 薬を増やす

からの生活資金の提供を受けて単身アパート生活をしていた。入院に至る経過として,Aさんは急に家族からの電話に出なくなり,攻撃的な言動が出現していた。家族がAさんの住むアパートを訪れたが,玄関も開けず激しく抵抗し,Aさん自らの110番通報により医療保護入院となった。

3.2 退院調整チームへの依頼——対応を必要とした問題

Aさんの退院意欲はあるが,家族が長期入院を希望していた。Aさんの言動を家族が信頼していないため退院促進が進んでいなかった。

3.3 実践経過

Aさんの退院への不安やストレス，セルフケアレベル，家庭環境，問題の対処方法についてAさんにカウンセリングを行い，アセスメントすることから始めた（図4，表1〜3）。次に退院調整チーム内では介入の際，「認知」と併せて「行動」にも焦点を当てることが介入の効果を高めるのではないかと考えた。そこで，Aさんに合った認知的コーピングと行動的コーピングのパッケージを患者とともに作成したところ，徐々に内容が充実したものとなってきた。

カウンセリングの結果，Aさんは急に具合が悪くなって入院を繰り返すこと，親にアパートも準備してもらっていることに，申し訳ない気持ちを抱えていた。また，退院したいという希望と再入院したくない気持ちを同時に抱えていることも確認できた。そこでAさんとともに，今のストレス，単身生活が維持できていた頃の状態と入院後のセルフケアレベルを再度確認した。確認結果は，セルフケアの項目において服薬・金銭管理・清潔保持に関してレベル低下がみられた。特にストレス場面として，孤独とのつきあいができない，家族にも相談しづらい，自分から助けを求められない，という点に困っていることが確認できた。そこで，退院調整チームは，退院に向けて家族とAさんが話す機会を調整した。話し合いのなかでAさん，家族共に病状悪化と再入院を繰り返すことに疲労と不安を感じていることが確認できた。双方の不安を解消するため，退院に向けて次の①・④の支援計画をAさんと家族，退院調整チームの三者で確認し，経過を見守ることとした。

3.4 計画

①現在の回復状況の評価と目標設定，Aさんと家族の不安の共有，心理的サポートを退院調整看護師が行う。

②退院への不安について，認知的コーピングと行動的コーピングのパッケージをAさんとともに作成する。病状の悪化した場合の対処方法，

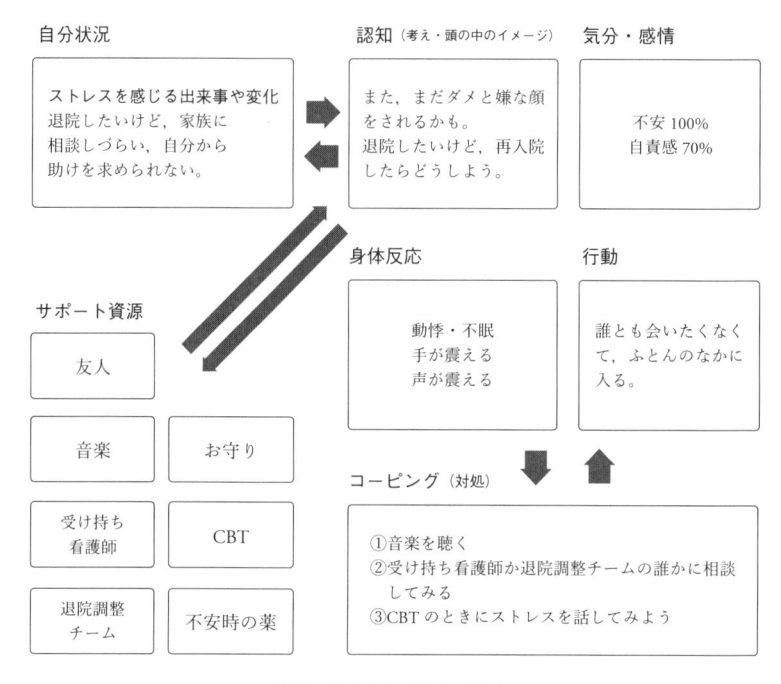

図4 Aさんのアセスメント

自分状況
ストレスを感じる出来事や変化
退院したいけど，家族に相談しづらい，自分から助けを求められない。

認知（考え・頭の中のイメージ）
また，まだダメと嫌な顔をされるかも。
退院したいけど，再入院したらどうしよう。

気分・感情
不安 100%
自責感 70%

サポート資源
- 友人
- 音楽
- お守り
- 受け持ち看護師
- CBT
- 退院調整チーム
- 不安時の薬

身体反応
動悸・不眠
手が震える
声が震える

行動
誰とも会いたくなくて，ふとんのなかに入る。

コーピング（対処）
① 音楽を聴く
② 受け持ち看護師か退院調整チームの誰かに相談してみる
③ CBTのときにストレスを話してみよう

必要な情報や支援を得る学習場面を週1回SSTで設定して実践する。

③住んでいたアパートを使用し，外泊訓練中に退院生活のシミュレーションを行う。

④外泊時の生活レベル，Aさんと家族の不安を確認し，退院に向けて目標達成度を家族と確認する。また，問題発生時に他の家族が行っている具体的な対処法について説明する。

3.5 実施経過

①退院までの短期目標（3カ月）は，服薬，金銭，清潔面の自己管理ができることを目指した。長期目標（6カ月）は，症状不安定時のセル

表1　認知再構成法アセスメントシート

1. 具体的な場面：最近ひどくストレスを感じた出来事や状況を1つ選び、具体的に記載する。

いつ？　どこで？　誰と？　どのような状況で？　どのような出来事か？ 先週の面会のときに家族に退院したい気持ちを伝えたら、良い返事をもらえなかった。そのときに両親が「まだ退院は心配、早いんじゃないか」と言った。

2. 自分の具体的な状況（1の具体的場面における自分の体験を認知行動モデルにもとづいて理解する）

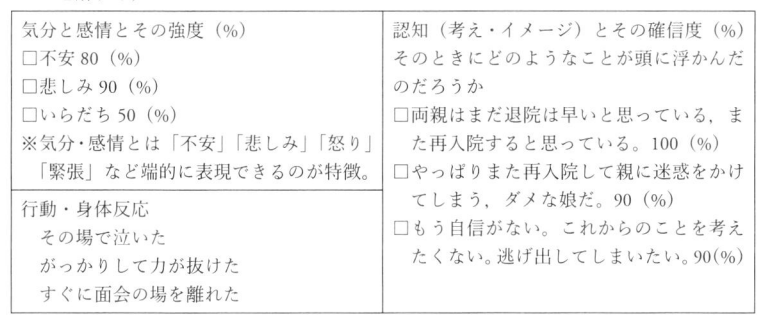

気分と感情とその強度（％） □不安 80（％） □悲しみ 90（％） □いらだち 50（％） ※気分・感情とは「不安」「悲しみ」「怒り」「緊張」など端的に表現できるのが特徴。	認知（考え・イメージ）とその確信度（％） そのときにどのようなことが頭に浮かんだのだろうか □両親はまだ退院は早いと思っている、また再入院すると思っている。100（％） □やっぱりまた再入院して親に迷惑をかけてしまう、ダメな娘だ。90（％） □もう自信がない。これからのことを考えたくない。逃げ出してしまいたい。90(％)
行動・身体反応 　その場で泣いた 　がっかりして力が抜けた 　すぐに面会の場を離れた	

フヘルプができ、退院できることを目標に掲げた。退院に向けてAさんと家族と退院調整看護師が話す機会を月1回設けたところ、3回目の話し合いで、Aさんの退院希望を家族が応援していく思いが確認できた。

②週1回SST前に認知再構成法を行い（図4、表1～3）、コーピングレパートリーを増やす取り組みを行った。SSTでは病状悪化時の対処法について週1回8回クールを実施できた（表4～7）。その結果、地域生活への再参加プログラムテストでは使用前後の正解率が50％から80％に上昇した。この結果を家族に報告したところ、入院前に住んでいたアパートへの外泊許可が下りた。

③アパートを使用し、外泊訓練中を1クール4日間の使用で、1週間の間をあけて4回実施できたことで、服薬・金銭・清潔のセルフケアレベルの低下項目は外泊回数が増えるごとに改善してきていた。

表2　認知再構成法——自動思考検討シート

1. 具体的な場面：最近，ひどくストレスを感じた出来事や状況を1つ選び，具体的に記載する。

いつ？　どこで？　誰と？　どのような状況で？　どのような出来事か？
先週の面会のときに家族に退院したい気持ちを伝えたら，良い返事をもらえなかった。そのときに両親が「まだ退院は心配，早いんじゃないと」と言った。

2. 気分と感情とその強度（％）	3. 認知（考え・イメージ）とその確信度（％）
□不安 80（％） □悲しみ 90（％） □いらだち 50（％）	□やっぱり，また再入院して親に迷惑かけてしまう。ダメな娘だ。90（％）

4. 自動思考の検討：さまざまな角度から，自動思考について考える。

自動思考がその通りであるとの事実や根拠（理由）は？ ● 実際に再入院を繰り返して言われたことがある	現実には，どのようなことになりそうか？ ● 親を納得させられると，退院できそう ● CBTで楽に対処できそう
自動思考に反する事実や根拠は？ ● 親は外泊や退院することをダメとは言っていない	以前，似たような体験をしたとき，どのような対処をした？ ● 好きな音楽を聴いたりして気分転換
自動思考を信じるメリットは？ ● メリットは少ない	他の人なら，この状況に対してどのようなことをするのだろうか？ ● あまり考えないで気分転換する
自動思考を信じるデメリットは？ ● 自信をなくしてしまう ● 自分が辛くなる	この状況に対して，どのようなことができそうか？ ● 不安になったら相談，サポート資源を利用
最悪どのようなことになる可能性があるか？ ● 不安が続いて具合が悪くなる ● 親が退院を拒否する	もし＿＿＿＿（友人）だったら何と言ってあげたい？ ● 困っている？　大丈夫？　相談したら？
奇跡が起きたら，どんな素晴らしいことになるか？ ● 親から褒められ退院して家で過ごせる	自分に対して，どのようなことを言ってあげたい？ ● 順番に対処法をやってみようか

表3 問題解決法——問題解決ワークシート

1. 問題を具体的に把握する（自分，人間関係，出来事，状況，その他）

いつ？　どこで？　誰と？　どのような状況で？　どのような出来事か？ 両親が面会に来たときに，自分から感謝の気持ちを伝えられない。

2. 問題に向けて自分を整える。

□生きていれば，何らかの問題は生じるものだ問題があること自体を受け入れよう。 □原因を1つに決めず，さまざまな要因を見つけてみよう。 □問題を「悩む」のではなく，「何らかの解決を試みるべき状況」ととらえてみよう。 □「解決できるか」ではなく，「対処できそうなこと」「できないこと」を見極めよう。 □できることから手をつけよう。「実験」としてチャレンジしてみよう。 □どんなことを自分に言うと良いだろうか？　下欄に記入してみよう。 ★勇気をもってやってみれば良いかも。練習の機会だ，失敗しても大丈夫！　怖くない。

3. 問題状況が解決または改善された状況をイメージする。

①面会中に，入院中に取り組んでいることを説明できる。 ②今までの入院を繰り返す話題になっても，それを認める。今は長期の再入院をしないように取り組んでいること，見守っていてくれることに感謝できる。

4. 問題解決・改善のために具体的な手段を提案し，検討する。

	効果的か	実行可能か
1.「今まで迷惑をかけてしまって申し訳ない」と言って話を切り出す。	(70%)	(60%)
2.「今，取り組んでいる学習内容について話を聞いてもらってもよい？」と言って話を切り出す。	(80%)	(80%)
3.「退院に向けた外泊の件について，ちょっと話を聞いてほしい」と言って話を切り出す。	(50%)	(40%)
4.「今の状態と退院について，どう思っている？」と両親の感想をたずねる。	(40%)	(40%)
5.「これからも応援してもらえますか」と同意の確認をする。	(60%)	(50%)

5. 行動実験のための具体的な実行計画を立てる。

両親が面会に来る日程が決まったら…… ①面会前に自分の練習課題を振り返り，具体的な場面をイメージし，SSTで練習する。 ②「いままで迷惑をかけてしまって申し訳ない」と言って話を切り出す。 ③最後に「今，取り組んでいる学習内容について話を聞いてもらってもよい？」と言って話を切り出す。

表4 SST開始までの大きな流れ

SSTによる認知行動療法の考え方（受け答え・やりとりをする力）

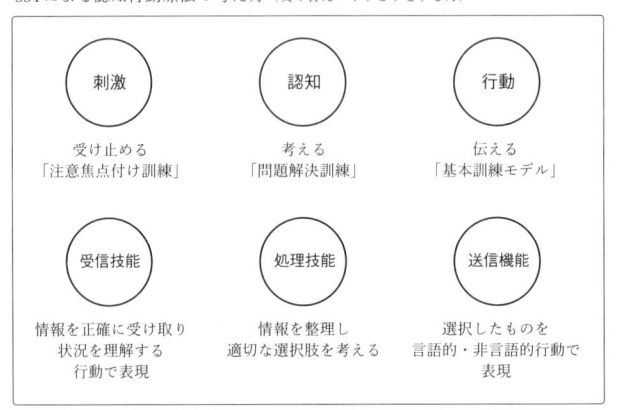

刺激	認知	行動
受け止める「注意焦点付け訓練」	考える「問題解決訓練」	伝える「基本訓練モデル」
受信技能	処理技能	送信機能
情報を正確に受け取り状況を理解する行動で表現	情報を整理し適切な選択肢を考える	選択したものを言語的・非言語的行動で表現

状況を受け止め，問題解決技法を用いて「認知」をどう表現したらよいかを考え，実技リハーサルし，成果をフードバックして強化と般化につなげていく。

ステップ①：病棟スタッフと退院調整看護師が打ち合わせをして，日程や頻度，グループの形式（オープンかクローズかなどを）決める。
　　▼
ステップ②：メンバーへSST開始のアナウンス（ポスター，スタッフの声かけ，退院調整看護師が病棟ミーティングに参加して説明，宣伝）。
　　▼
ステップ③：「体験SST」（オープンスタイルのグループで2回程度）の実施。
　　▼
ステップ④：メンバーからの希望（時にスタッフからの声かけ）で参加メンバーがエントリーする。
　　▼
ステップ⑤：エントリーしたメンバーと面接日程を取り決め，退院調整看護師による個別のアセスメント面接・情報収集などを行う。
　　▼
ステップ⑥：アセスメント面接の結果から取り上げられる技能群（抽出可能なグループの共通目標）を決め，1クール分の「カリキュラムメニュー」（どのようなスキルをどの順番で何回ずつ指導し，どういった形で進めていくか）を作成する。
　　▼
ステップ⑦：使用するテキストを作成する。また，毎回のセッションの進め方や各メンバーの個別課題などが記載された「指導計画」を作成してセッションに備える。
　　▼
ステップ⑧：セッション実施（ステップ⑦と⑧をセッションのたびに繰り返し，継続していく）。

表5　注意サイン評価用紙

▼注意サインを監視する
1. アンダーラインの上に「注意サインチェックリスト」で得られた注意サインを書きましょう。「病気になる直前」の項目にチェックマークのある症状だけを書いてください。
2. 毎日，注意サインを評価します。その強さの程度，あるいは悩まされている度合いを考え，もっとも当てはまるところ（全くない，多少あるなど）を選び，今日の日付に該当する枠を塗りつぶしてください。

注意サイン／程度

1. 眠れなくなる　　　　　　　　　　　　　　　　　　　　　　　年　　　月

	−	1	2	3	4	5	6	7	8	9	10	11	12	13	14	15
極度にある																
かなりある																
多少ある																
全くない																
	16	17	18	19	20	21	22	23	24	25	26	27	28	29	30	31
極度にある																
かなりある																
多少ある																
全くない																

注意サイン／程度

2. 急に自信がなくなる　　　　　　　　　　　　　　　　　　　　年　　　月

	−	1	2	3	4	5	6	7	8	9	10	11	12	13	14	15
極度にある																
かなりある																
多少ある																
全くない																
	16	17	18	19	20	21	22	23	24	25	26	27	28	29	30	31
極度にある																
かなりある																
多少ある																
全くない																

援助者の名前＿＿＿＿＿＿＿（受け持ち看護師）　　援助者の署名＿＿＿＿＿＿＿（退院調整の看護師）
名前＿＿＿＿＿＿＿＿＿＿＿

表6 生活技能チェックリスト (Social Skills Checklist)

メンバー氏名：Aさん／評価年月日　年　月　日
評価スタッフ：＿＿＿＿／評価時期：□ SST開始時＿＿＿＿　□ SST終了時＿＿＿＿

生活技能	全くまたはほとんどNG	時々OK	しばしばまたはほとんどOK	データなし（場面なし）
会話中の相手への適度な視線		●		
適切な物理的対人距離（だいたい腕の長さ程度）			●	
相手の好感を高める言動（例：挨拶，話に耳を傾ける，前向きなことや励ましを相手に言ったりする）		●		
会話を始める		●		
会話中を続ける		●		
肯定的感情の表現		●		
口論せずに対立を解決する		●		
他者との交流		●		
親密な関係を1つ保つ（友人，家族，恋人，スタッフ）			●	
はっきりと丁寧な自己主張	●			
はっきりと丁寧な手助けの依頼		●		
質問や心配事の表現，治療チーム，スタッフとの連絡		●		

★チェック方法：対象者について下の表のチェックリストを使用し，ここ2～4週間の対人行動や役割機能を各チェック項目に沿って評価する（あてはまる欄に「○」を記入していく）。

表7 SST 個人評価表 ――松沢版 SST (INDIVIDUAL ASSESSMENT CHART-MATSUZAWA)

氏名：Aさん　M・F　___歳　　SST：___カ月間の目標＝両親へ自分の退院したい希望を伝えることができる

日付	SSTセッション内容：注意サインとは／SSTの目標：SSTに参加できる／ロールプレイ内容：他のメンバーの見学／リーダー名：___　メンバー人数：7名
日付	SSTセッション内容：注意サインの対処法／SSTの目標：ロールプレイに参加できる／ロールプレイ内容：両親に自分の調子を伝えることができる／リーダー名：___　メンバー人数：6名
日付	SSTセッション内容：注意サインの対処法／SSTの目標：状態を伝えることができる／ロールプレイ内容：両親に注意サインが出たことを伝えることができる／リーダー名：___　メンバー人数：5名
日付	SSTセッション内容：注意サインを評価する／SSTの目標：両親へ自分の退院したい希望を伝えることができる／ロールプレイ内容：両親に自分の退院したい希望を伝えることができる／リーダー名：___　メンバー人数：5名

SST 参加とSST グループ内の個人の行動評価項目

参加評価	目標の理解	1：不十分　2：やや不十分　3：少しあり　4：あり　5：十分ある
	参加意欲	1：なし　2：ほとんどなし　3：少しあり　4：あり　5：十分
	SSTへの関心	1：なし　2：ほとんどなし　3：少しあり　4：あり　5：十分
	メンバー意識	1：なし　2：ほとんどなし　3：少しあり　4：あり　5：こころの安定 1：不安定　2：やや不安定　3：ほぼ安定　4：7割安定　5：安定
グループ内の行動	参加率	1：不参加　2：時々参加　3：半分　4：7割程度　5：ほぼ全参加
	まわりのメンバーとうまくやれたか	1：不十分　2：やや不十分　3：少しできて　4：ほぼできる　5：十分できる
	SST内容の理解	1：不十分　2：やや不十分　3：少しあり　4：あり　5：十分ある
	ロールプレイ受開行為	1：不十分　2：やや不十分　3：少しあり　4：あり　5：十分ある
	言語での表現能力	1：不十分　2：やや不十分　3：少しあり　4：あり　5：十分ある
	他の人との交流	1：不十分　2：やや不十分　3：少しあり　4：あり　5：安定
	こころの安定	1：不安定　2：やや不安定　3：ほぼ安定　4：かなり安定　5：安定
	感情の調整	1：不十分　2：やや不十分　3：少しできる　4：ほぼできる　5：十分できる
	他の人を認めることができる	1：不十分　2：やや不十分　3：少しできる　4：ほぼできる　5：十分できる

表7 SST 内個人評価表 ——松沢版 SST (INDIVIDUAL ASSESSMENT CHART-MATSUZAWA) (つづき)

評価実施年月日		10 月	10 月	10 月	10 月
評価レベル					
参加状態	目標の理解	1 2 3 4 5	1 2 3 4 5	1 2 3 4 5	1 2 3 4 5
	参加意欲	1 2 3 4 5	1 2 3 4 5	1 2 3 4 5	1 2 3 4 5
	SST への関心	1 2 3 4 5	1 2 3 4 5	1 2 3 4 5	1 2 3 4 5
	メンバー意識	1 2 3 4 5	1 2 3 4 5	1 2 3 4 5	1 2 3 4 5
	こころの安定	1 2 3 4 5	1 2 3 4 5	1 2 3 4 5	1 2 3 4 5
	参加率	1 2 3 4 5	1 2 3 4 5	1 2 3 4 5	1 2 3 4 5
集団内での行動	まわりのメンバーとうまくやれたか	1 2 3 4 5	1 2 3 4 5	1 2 3 4 5	1 2 3 4 5
	SST 内容の理解	1 2 3 4 5	1 2 3 4 5	1 2 3 4 5	1 2 3 4 5
	ロールプレイ役割行為	1 2 3 4 5	1 2 3 4 5	1 2 3 4 5	1 2 3 4 5
	言語での表現能力	1 2 3 4 5	1 2 3 4 5	1 2 3 4 5	1 2 3 4 5
	他の人との交流	1 2 3 4 5	1 2 3 4 5	1 2 3 4 5	1 2 3 4 5
	こころの安定	1 2 3 4 5	1 2 3 4 5	1 2 3 4 5	1 2 3 4 5
	感情の調整	1 2 3 4 5	1 2 3 4 5	1 2 3 4 5	1 2 3 4 5
	他の人をほめることができる	1 2 3 4 5	1 2 3 4 5	1 2 3 4 5	1 2 3 4 5

④外泊前には，Aさんから家族へ病状の悪化した場合の対処方法，必要な情報や支援を得る手段について説明できる場面を設定した。5回の外泊を繰り返すことで，退院調整チームに対して家族から不安が軽減したという報告があった。Aさんと家族から退院に対して前向きな意見が聞かれた。また，その後，Aさんとともに退院に必要な生活自立レベルが達成できたこと，家族の不安が軽減したことを確認し，退院となった。退院後も訪問の場面で認知再構成法アセスメントシートと注意サイン評価用紙を用いた。気分や感情，身体反応や行動，病状の変化や悪化を相互に確認しながら，注意サインをチェックした。注意サイン発生時には対処法を実施しながら，家族や病院へも電話相談できるようになった。

3.6 結果の評価

退院調整チームがAさんと家族の意志を尊重しながらストレス場面とセルフケアレベルを共に確認し，認知再構成法と病状悪化時の対処法についてのSST訓練が継続して実施できた。

認知と行動への焦点を当てたCBTの働きかけは，不安の軽減につながる計画的支援として効果があったといえる。また，再燃・再発の前駆期および初期症状の把握と対処法を訓練できるような，病棟における退院前後の支援体制が再入院の予防要素と考えられた。退院後も入院生活で学んだソーシャルスキルのトレーニングを患者・家族の力量や理解の程度に合わせながら行い，訪問看護終了後には，再燃・再発へのCBTのブースターセッションが必要になることも確認できた。また，地域での生活を支えるシステムとして，訪問看護終了後も生活支援センターや保健所，精神保健センターでのCBTの普及，継続が今後の課題として挙げられた。

4 コーピング（対処法）について

4.1 行動による対処法
4.1.1 受動的気分転換法
- 「話せる人または誰かと会話する」「家族や友人とおしゃべりする」
- 「リラックスできる癒しの音楽を聞いてその状況をやりすごす」

4.1.2 能動的気分転換法
- 「音楽携帯プレーヤーやラジオで好きな音楽を聞く」「お笑いのDVDやテレビを観る」「マンガを読む」「音楽を演奏する」「絵を描く」「詩を書く」「読書する」「植物に水をあげる」

4.1.3 身体の動きを変化させる
- 活動性を低下させる方法

「寝る」「リラックスする」「横になる」
- 活動を積極的に行う方法

「体操」「散歩」「踊る」「スポーツ，ジョギングなど」

4.1.4 飲食などの楽しみを利用する方法
「おやつをたべる」「好きな飲み物を飲む」「喫煙する」

4.1.5 非特異的な方法を領する
「楽しいことをやる」「好きな趣味をする」「忙しくしている」

4.2 認知的対処法
4.2.1 注意をそらす方法
「害の少ない考え」「楽しい想い」などに注意を向ける

「幻聴の場合では，音楽や耳栓，数をかぞえるなどの方法で注意をそらす」

4.2.2　好ましくない思考や知覚から離れる方法
「嫌な症状から注意を逸らそう！」「嫌な症状を無視しよう！」と考える

4.2.3　問題解決法
「具体的な問題を解決するために計画を立てる」「対処法の効果を考える」

4.3　医療資源を利用する対処法
「看護師や主治医に相談して対処法を工夫する」「頓用薬を服用する」「病院の夜間医療電話対応に相談にする」「受信して主治医に相談する」「相談室の心理士やソーシャルワーカーに相談にのってもらう」

4.4　お祈り法
「不安な状況時に，対処法がうまくいくように祈る」「馬のキーホルダーを握り，うまくいくと暗示をかける」

看護者はさまざまな対処法を試して，自分に合った方法を身につけられるように教育・指導していく。他者の対処法を想像し，練習したい具体的な場面を SST で訓練する。

5　問題発生時に家族が行っている対処法

5.1　受容
長い目で温かく受け止める。病的な患者の問題行動でも，生活に影響の少ない場合は見過ごす＝見て見ないふりをする。

5.2　前向きな断念

期間を決めて一緒に努力をしたものの，うまくいかなかったことはあきらめる。もう一度力をつけてまた，工夫すればうまくいくと考える。

5.3　回避

患者と接触する機会を減らす。

5.4　安心

家族会・医療者から教わった精神病症状への対処法を落ち着いて実施する。

5.5　安全

家族は安心で，長い付き合いによる信頼関係を強調する。

5.6　建設的な対処法

改善のための自発的に具体的な対処法を患者・自分に働きかける。

6　CBTのトレーニングとスキルの発展

筆者はCBTを実践するために，日本認知療法学会，日本認知・行動療法学会をはじめ，認知行動療法アカデミー，SST普及協会，東京認知行動療法研究所，洗足ストレスコーピング・サポートオフィスなどの研修の場に定期的に参加し，スーパーヴィジョンを受けながらCBTを開始した。具体的な実践モデルとしては，地域生活再参加プログラム，精神障害をもつ人の退院準備プログラムを基盤にし，退院を促進し，再入院を防ぎながら地域で生活するためのCBTを目指し実践している。また，精神看護専門看護師として，CBTは看護実践の停滞やバーンアウトの防止，困難なケースの患者の理解にも役立ち，看護師自身のメンタ

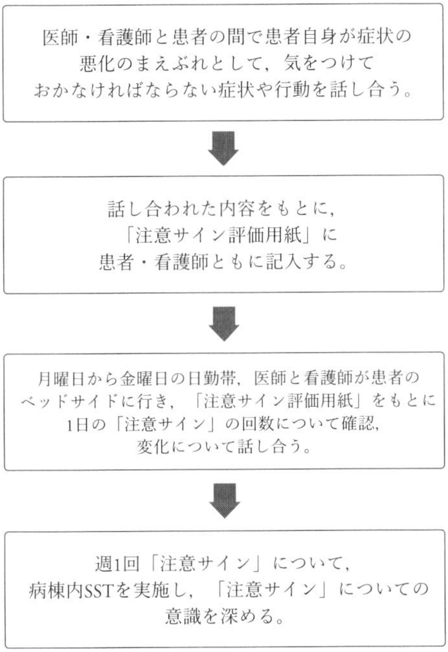

```
┌─────────────────────────────┐
│ 医師・看護師と患者の間で患者自身が症状の │
│ 悪化のまえぶれとして，気をつけて    │
│ おかなければならない症状や行動を話し合う。│
└─────────────────────────────┘
              ↓
┌─────────────────────────────┐
│      話し合われた内容をもとに，     │
│      「注意サイン評価用紙」に      │
│      患者・看護師ともに記入する。    │
└─────────────────────────────┘
              ↓
┌─────────────────────────────┐
│ 月曜日から金曜日の日勤帯，医師と看護師が患者の│
│ ベッドサイドに行き，「注意サイン評価用紙」をもとに│
│ 1日の「注意サイン」の回数について確認，   │
│      変化について話し合う。      │
└─────────────────────────────┘
              ↓
┌─────────────────────────────┐
│   週1回「注意サイン」について，    │
│ 病棟内SSTを実施し，「注意サイン」についての│
│      意識を深める。          │
└─────────────────────────────┘
```

図5　注意サイン意識化プログラムの流れ

ルヘルスにも効果的であると実感している。

7　集団へのCBTを取り入れた支援の研究報告
―――重大な他害行為を行なった精神障害者の「注意サイン意識化プログラム」(図5)

　入院中の精神障害者の中には重大な他害行為を行った精神障害者の措置入院あるいは治療抵抗性で退院が困難な患者が存在する。

　このような患者を退院あるいは自立した生活へ移行する目標に向かって，治療やリハビリテーションにつなげるために，患者自身が病状悪化のまえぶれとして気をつけておかなければならない症状や行動を認識す

る必要がある。

「注意サイン意識化プログラム」は，「地域生活への再参加プログラム」の理論（井上，1998）に基づき，「地域生活への再参加プログラム」モジュールパックのセッション13「注意サインを見極める」，セッション14「注意サインを監視する」に焦点を当て，研究者が作成したものである。「注意サイン意識化プログラム」は，注意サインカンファレンス①～③と注意サイン SST ④から構成されている。

7.1 介入方法

介入群に「注意サイン意識化プログラム」を3カ月間実施した。コントロール群には実施しなかった。

7.2 調査実施場所

協力の得られた精神病院で重大な他害行為を行なった精神障害者が入院している2閉鎖病棟。

7.3 調査内容

介入群とコントロール群共に，個人背景（年齢，罹病期間，通算入院期間，通算入院回数，実験施設在棟期間，病名，過去の重大な他害行為歴），実施前3カ月と実施中3カ月内の病状の悪化（不穏時薬使用回数）をカルテより調査した。また，介入前，介入中3カ月間に1カ月ごと，計4回，Rehab-J（社会生活機能評価尺度）を実験施設で精神科エキスパートナースの資格を持つ，経験年数15年以上の看護師が測定した。

7.4 分析方法

①介入群とコントロール群の背景指標（年齢，罹病期間，通算入院期間，入院回数，在棟期間，病名，重大な他害行為歴）をt検定またはカイ2乗検定を用い比較し，$P < 0.05$ を有意とした。

②介入群とコントロール群それぞれの不穏時使用薬回数と Rehab-J の全合計点の改善値を t 検定で比較し，$P < 0.05$ を有意とした。

③介入群とコントロール群における Rehab-J の各測定時期（実施前，実施 1 カ月，2 カ月，終了時点）の測定値を，反復測定分散分析によって比較した。

④介入群とコントロール群における Rehab-J，病状の悪化（不穏時薬使用回数）の改善度の測定値を予測する要因の検討を，重回帰分析によって求めた。

7.5　結果──対象者の背景指標の比較

7.5.1　①対象者

注意サイン意識化プログラムを実施した病棟には 24 名の重大な他害行為を犯した精神障害者が在棟した。このうち，研究に同意した者は 23 名であった。介入群の中に調査期間中，病状が大きく悪化した者はいなかった。

注意サイン意識化プログラムを実施しなかった病棟には，対象者となる重大な他害行為を犯した精神障害者は 23 名在棟した。うち 2 名は病状が安定したため，調査期間中に転棟した。したがってコントロール群の対象者は 21 名であった。コントロール群の中に調査期間中，病状が大きく悪化した者はいなかった。

7.5.2　②個人背景（年齢，罹病期間，通算入院期間，通算入院回数，実験施設在棟期間，病名，過去の重大な他害行為歴）

実施前 3 カ月と実施中 3 カ月内の病状の悪化（不穏時薬使用回数）両群間に統計的に有意差を認めなかった。

7.6 結果──介入群とコントロール群の「注意サイン意識化プログラム」前後の病状指標（不穏時使用薬回数）と社会生活機能指標（Rehab-J）全合計点の改善度合いの比較

7.6.1 ① 病状悪化の指標──不穏時使用回数の改善度

介入群の不穏時薬使用回数は、1.39 ± 1.75 回減っていた。コントロール群は 0.33 ± 0.73 回減っていた。両群間に統計的に有意な差を認め、介入群の不穏時使用回数が有意に減少していた（t=2.65, p=0.014）。

7.6.2 ② 社会生活機能の指標── Rehab-J の改善度

介入群の Rehab-J 合計点改善値は 5.60 ± 4.53 点改善していた。コントロール群は 1.23 ± 2.27 で両群間に統計的に有意な差を認め、介入群の Rehab-J 全合計点の改善値の増加がみられた（t=3.98, P=0.001）。

7.7 結果──介入群とコントロール群の Rehab-J 項目の各時期の変化

①2 群間での Rehab-J 各項目得点の変化を検討するため年齢、在院期間を共変量とし、反復測定分散分析を行った。その結果、社会生活活動：SA（社会生活活動, F=3.79, p=0.02）、怒声（F=4.29, p=0.045）、で主効果が認められた。さらに、SA（社会生活活動, F=10.87, P=0.002）で2群間と Rehab-J の得点変化との交互作用が認められた。また、介入群では SA（社会生活活動）と Rehab-J 合計点が 1 カ月、2 カ月、3 カ月と経過を追う毎に有意に得点が減少し、改善していた（p<0.01）。

7.8 結果──介入群内、SST 参加者の Rehab-J 各項目の変化

「注意サイン意識化プログラム」の介入群においてプログラム内 SST 参加回数が Rehab-J 合計点の改善度、即ち最終評価時点での Rehab-J 合計得点と実施前 Rehab-J 合計点の差に影響を与えているかを検討するために、Rehab-J 改善値を従属変数とし、年齢、在院期間、SST 回数実施前の Rehab-J 合計得点を独立変数とした重回帰分析をおこなった（ステップワイズ法、表 2）。その結果 SST 参加回数（t=-9.99, p<0.0001）、在

院期間（t=-3.584, p=0.002）がモデルに採択され，SST 参加回数が多く，在院期間が長い対象の方が Rehab-J 得点が改善することが明らかとなった。重回帰式は，改善度 =-1.007 × SST 参加回数 -0.297 × 在院期間 + 4.516（F=49.88, t<0.0001）で，本モデルでの重相関係数は 0.83 であった。

7.9 考察──「注意サイン意識化プログラム」の効果

本研究では，介入群の重大な他害行為を行なった通算入院期間 17 年平均の長期入院患者が，3 カ月という短期間で Rehanb-J の逸脱行動内「怒声・暴言の項目」，Rehab-J 全般的行動内の「社会的活動性の項目」，Rehab-J 全合計得点，不穏時使用回数に有意な改善値がみられた。これは，週 5 回の注意サインカンファレンスで会話が増え，Rehab-J 全般的行動内の「社会的活動性の項目」が高まり，集中した注意サインの対処方法を SST で学ぶことで，Rehab-J 逸脱行動内「怒声・暴言の項目」が減り，結果といえる。Primm（1996）は，チームは患者に関する危機を予測し，危機予防戦略を実施する必要でき，危機予防に焦点を当てたことで，危機発生率を下げることを報告しているが，本研究においても注意サインの自己対処方法を学習することが危機予防として機能していると考えられた。

8 結論

本研究では，重大な他害行為を行なった精神障害者に対する「注意サイン意識化プログラム」の効果を評価した。1．介入群においては，「注意サイン意識化プログラム」実施中 3 カ月間に，病状の悪化（不穏時薬使用回数），Rehab-J（社会生活機能）の逸脱行動内の「怒声・暴言の項目」，全般的行動内の「社会的活動性の項目」，および全合計点に 1 カ月ごとに有意な改善がみられた。2．「注意サイン意識化プログラム」内の SST 参加回数と Rehab-J 全合計点には有意な相関がみられた。コント

ロール群の3カ月間の社会生活機能評価には,有意な改善は見られなかった。3.「注意サイン意識化プログラム」の効果を完全に確立するためには,今後さらなる無作為による比較研究が必要である。

文献
伊藤絵美(2005)認知療法・認知行動療法カウンセリング初級ワークショップ.星和書店.
原田誠一(2004)統合失調症の認知行動療法.日本評論社.
中野敬子(2009)ケース概念化による認知行動療法・技能別ガイド.遠見書房.
井上新平(2011)精神科退院支援ハンドブック——ガイドラインと実践的アプローチ.医学書院.
川村敏明(2008)退院支援,べてる式。医学書院.
石垣琢麿(2010)統合失調症のCBTにおける再発予防と支援のありかた.臨床心理学 10-1 ; 29-32.
原田誠一(2010)再燃・再発の予防支援と認知行動療法.臨床心理学 10-1 ; 8-11.
Primm, A.B. (1996) Assertive community treatment. In : Breakey, W.R. (Ed.) *Integrated Mental Health Services.* New York : Oxford University Press.

| 第4章
地域で生活する精神障害者に対する認知行動療法
國方弘子

1　自尊心の回復を目指した CBT の必要性

　今日，我が国の精神保健医療福祉施策が精神障害者の地域移行・地域定着支援を推進していることは，すでに周知の通りである。精神障害者（以下，当事者）の地域生活が進んでいる米国では，May（1979）が，「病院から患者を連れ出すことは実に容易である。問題は彼らの病院外での生活を維持することであり，それには彼らの生活の質を改善することが必要である」ことを指摘している（Bobes and Gonzalez, 1997）。すなわち，当事者のより良い生活の質（以下，QOL）が，地域で住みつづけることを可能にすることを強調している。

　地域生活をする当事者（統合失調症患者）の QOL に影響を与える要因について追跡調査した研究によると，QOL の予測因子は，症状の重症さや能力や人口学的要因ではなく自尊心であることが明らかにされている（國方・渡邉，2007）。具体的には，当事者の1年後と2年後の追跡調査において，自尊心は QOL の4領域すべての予測因子であり，QOL の身体的領域と心理的領域に対する自尊心の寄与率（その変数が単独で説明している従属変数の分散の割合）は時間が長くなるほど大きくなり，

社会的関係と環境領域に対する自尊心の寄与率は，1年後と2年後の値が同程度であり，自尊心のQOLへの影響は安定していることが見出されている。要するに，自尊心の回復はより良いQOLに影響し，より良いQOLは地域生活の維持を可能にする，といった図式が想定できる。

また，自尊心はQOLに影響するにとどまらず自殺念慮や症状とも関連する。たとえば，幻聴や妄想に傾注することは自殺念慮と関係しないが，低い自尊心と自殺念慮は関係するとされ，自殺念慮は精神の病よりもむしろ気分に駆られたものであるとも言われる（Fialko et al., 2006）。他者による批判的な言葉から影響を受けた低い自尊心は絶望に影響を与え，絶望は自殺の危険に関係することも指摘されている（Tarrier et al., 2004）。このように，自尊心は自殺念慮のような自己保存にも影響するといえる。加えて，自尊心と症状には密接な関係があり，抑うつなどの症状は自尊心に影響を与えること（Drake et al., 2004）や，自尊心は幻覚・妄想などの症状に影響を与えること（Smith et al., 2006）が報告されている。たとえば，自分に対して過度に批判的・否定的な評価をする思考パターンをもつ人の落ち込みや罪悪感などの症状は，自尊心に影響を与える。また，自尊心が下がった人は，身体化（精神的問題が身体症状に変換されること）（Ritsner, 2003）や否定的な幻覚・妄想が現れやすい（Smith et al., 2006）ともいわれる。このように，ほどよい自尊心を維持することは，症状が悪くなることから身を守る可能性があるといえる。

他方で，当事者が地域社会に向かうことを可能にするためには，当事者と彼らを取り巻く社会の負の側面ばかりに注目するのではなく，当事者自身が自分に可能性を感じ，支援者が当事者の可能性を信じることが必要である（Rapp and Goscha, 2006）。すなわち，リカバリー志向が必要である。リカバリーとは，たとえ症状や障害が続いていたとしても希望や自尊心をもち，人生の新しい意味や目的を見出し，充実した人生を生きていくプロセスのことである（Deegan, 1988）。つまり，自尊心はリカバリーにとっても重要な概念といえよう。

以上より，当事者の地域生活支援を推進するためには，彼らの自尊心の回復をめざすことが重要であると考えられる。

2 自尊心

自尊心は，自己概念に含まれる情報の評価であり，自己についての感情であると一般に定義される（遠藤・井上・蘭，2001）。たとえば，ウィリアム・ジェームズ（James, W.）は，自尊心を自我の領域における自己評価の感情として捉え，それは願望を分母に，成功を分子とする分数で表現できるとした。また，ハリー・スタック・サリヴァン（Sullivan, H.S.）は，人間関係の相互作用を強調し，他の人々がどのように自分を気づかっているかが自分自身の評価の成分となると考えた（遠藤・井上・蘭，2001）。モリス・ローゼンバーグ（Rosenberg, M.）は，自尊心に2つの意味を指摘し，1つは，自分を「非常に良い（very good）」と考えることを意味し，もう1つは自分を「これで良い（good enough）」と考えることを意味すると述べている（Rosenberg, 1965）。自尊心が高いということは，後者を指し，自分自身を尊敬し価値ある人間であると考えることを意味し，自尊心が低いということは，自己に対して尊敬を欠いていることを意味する。

アリス・W・ポープ（Pope, A.W.）らは，自尊心を知覚された自己あるいは自己概念の間の矛盾（現実の自己と理想的な自己との間の矛盾）から捉え，大きな矛盾は低い自尊心，小さな矛盾は高い自尊心を示すとした。そして，ポープは，現実の知覚と理想的自己との間の矛盾を変容するために，知覚された自己あるいは理想像を変えることは可能であるとした（遠藤・井上・蘭，2001）。

これらの見解より，人は，自己概念に含まれる情報やその評価を変えることで自己についての感情を変えることが可能であり，自尊心は変動可能なものと考えられる。

自尊心に関連するが区別すべき概念として，自己効力感と自己評価がある。自己効力感（self-efficacy）とは，何らかの課題を達成するために必要とされる行動が効果的であるという信念であり，自分は望んだ結果を実現するために必要な行動を実行することができるという自分の能力に関する信念である（Bandura, 1995）。自己評価（self-evaluation）は，環境の変化に即して随時変化する自己の行動や態度の評価過程の表現である（遠藤・井上・蘭，2001）。これに対して，自尊心は自己効力感や自己評価の結果についての本人の感情である。このように自尊心は自己効力感や自己評価と密接な関係をもつが，異なる概念である。

　健全な自尊心を育む作業は当事者に限られた健康問題ではなく，自分の生き方として人々に共通する健康問題である。人には，「自分を高めたい」と思う傾向がある。「尊敬できるに（好きになることに）値する自分へと自分を高めたい」と思う心の持ち主になることで，人間としての品位を保ち，誘惑に打ち勝ったり，困難に耐えることができ，結果として自分を高めることになる。したがって，自分を好きになり自分をかけがえのないものと感じること（ほどよい自尊心）は，人々の共通の課題である。

3　地域生活をしている当事者の自尊心が低いときの様子

　ほどよい自尊心をもつことは，人として誰もがもつ共通の課題であるが，当事者の自尊心は健康人や他の病気の人に比べて低い。たとえば，脳梗塞患者の自尊心は 27.4 点（篠原ほか，2003），男子大学生は 27.2 点（久野ほか，2002）であるのに対し，慢性統合失調症患者は 25.2 点（國方・三野・中嶋，2006）であった。なぜ，当事者の自尊心は低いのだろうか。地域生活をしている当事者の自尊心が低下したときに何が起きているのか。自尊心が低下した当事者の考えや行動，気分の経験世界がどのように繋がっているかを質的記述的に抽出した研究結果は，次のよう

《追い詰められた不快な気分》
透明な存在の感覚としての孤独感
腹がたって腹がたって
ああ，情けない
不安で不安で
焦る，焦る
憂うつな
罪を犯したような

《バランスを失った思考》
どうして私だけが……
病気が治らない，治らない
〜しなければならない
これから先……
一部は全部
全てかゼロか
必要とされない
他者は私をよく思わない

《不快な身体現象》
胸が締めつけられる
頭をぎゅっとつかまれる
口の渇きや頻回の便意
不眠
頭のなかが空っぽで真っ白
食事が喉を通らない
胃が絞られる
体が硬い
目の前が真っ暗になり倒れる

《否定的な自己像》
私は失敗ばかりする
私は劣っている

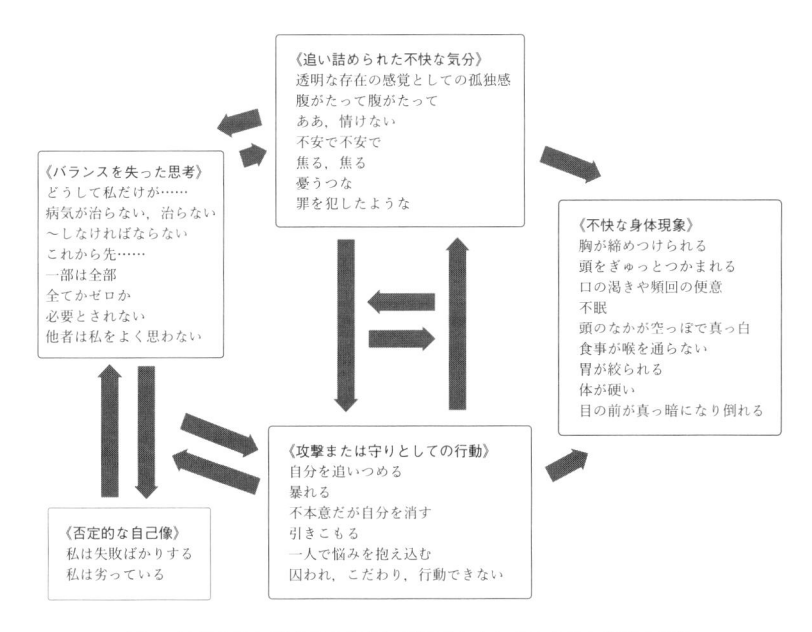

《攻撃または守りとしての行動》
自分を追いつめる
暴れる
不本意だが自分を消す
引きこもる
一人で悩みを抱え込む
囚われ，こだわり，行動できない

図1　精神疾患の当事者の自尊心が低下したときの心身と行動の構造

に説明する（國方，2010）（図1）。

　　就職をしていない，経済的自立ができていないなど，自分を尊敬できず自分を好きになれない時，「私は，失敗ばかりする」「私は，劣っている」などの《否定的な自己像》が活性化し，「〜しなければならない」「一部は全部」「全てかゼロか」「必要とされない」等の《バランスを失った思考》が次々に引き出され，それらが頭の中をグルグル回り，その結果，「透明な存在の感覚としての孤独感」「焦る，焦る」「憂うつな」等の《追い詰められた不快な気分》が生まれ，「頭をぎゅっとつかまれる」「胃が絞られる」「不眠」などの《不快な身体現象》が現れ，自己内外に対し「自分を追いつめる」「引きこも

る」「暴れる」などの《攻撃または守りとしての行動》をとる。一度とりだした《攻撃または守りとしての行動》は，《不快な身体現象》や《追い詰められた不快な気分》を引き起こすとともに否定的な思考と自己像を強化する。同時に，《不快な身体現象》も否定的な思考を持続させ，また《追い詰められた不快な気分》は《不快な身体現象》や《攻撃または守りとしての行動》を引き起こすとともに否定的な思考と自己像を強化する。どんな所でもどんな時でもグルグル回る思考はおさまらず，むしろ時間が経過すればするほどグルグル考えることがエスカレートするため，《追い詰められた不快な気分》《不快な身体現象》《攻撃または守りとしての行動》も持続し，それらの間の悪循環は持続していた。

《否定的な自己像》は，情報を意味づけし思考を生み出すスキーマ（中核的信念）として，《バランスを失った思考》は，心のなかを素早く通過する認知である自動思考として理解できる。つまり当事者が悪循環から脱出するためには，スキーマの修復が必要であり，《否定的な自己像》に対する根拠を検証しながら非機能的スキーマを跳ね返し，スキーマを修復するためのアイデアを生み出すことに挑戦し，健全なスキーマを取り込む練習をすることが必要である。そのためには認知行動療法を用いることが有用である。

以上述べたことを根拠とし，筆者はうつ病の認知療法・CBTマニュアル（厚生労働省，2010）を参考に，スキーマの修復を目指す「自尊心回復グループ認知行動看護療法プログラム」を構築し，実践している。本プログラムは，臨床で利用可能な12回で構成し，自助（セルフヘルプ）を援助することを最終目的に位置づけている。

4 自尊心回復グループ認知行動看護療法の実際

　自尊心回復グループ認知行動看護療法は，認知行動療法（以下，CBT）にACT（アクセプタンス＆コミットメント・セラピー）の考え方を取り入れたプログラムである。自尊心回復グループ認知行動看護療法（以下，プログラム）の基本的構造を図2に示す。

　プログラムは，12回のミーティングからなる基本構造のなかで実践している。看護（care）という概念は，「看護る」という言葉の通り，主体のもつ自律性と修復力に注目する。したがって，当事者は力をもつ人であると捉え，彼らがもつ可能性の発揮を促すことと相互に承認し合うこと，看護ることを原則とする。また，レクリエーション活動もプログラムでは重要視する。理由は，レクリエーション活動は看護実践において古くからその重要性が指摘されており，ナイチンゲールは，慢性疾患患者がペットを飼うことや患者に与える音楽の効用を説き，ヴァージニア・ヘンダーソン（Henderson, V.）は，「患者のレクレーション活動を援助すること」を基本的看護を構成する14要素のひとつとして位置づけているためである。

　グループで行う毎回のミーティングは，呼吸法から始まり，笑いヨーガ，宿題の確認（各自の宿題の達成，気持ちの変化について），今日のテーマ，要約と宿題の提示（今日のまとめ，どのようなことが自分に役立ちそうか，家で何に取り組めるかなど各自の気づき，次回までの宿題の提示）へと進める。今日のテーマを話し合う際には，参加者相互が承認し合うことと，当事者がもつ可能性の発揮を促すことを基本原則としている。このように毎回，行動療法的要素から始め，自分を解放してから認知療法的要素へと発展させる。

　筆者は，健全な自尊心を育む作業は人々の共通な健康問題であるという立場を取る。したがって，プログラムは同じ医学的診断名をもつ対象

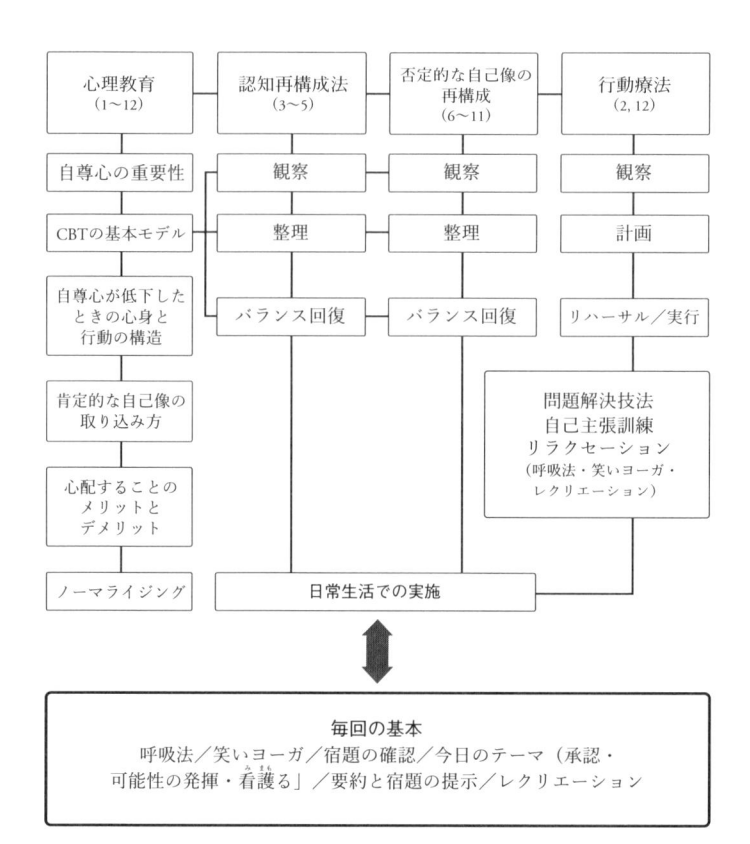

```
┌─────────┐  ┌─────────┐  ┌─────────┐  ┌─────────┐
│ 心理教育 │  │認知再構成法│ │否定的な自己像の│ │ 行動療法 │
│ (1〜12) │  │ (3〜5)  │  │   再構成   │  │ (2, 12) │
└────┬────┘  └────┬────┘  │  (6〜11)  │  └────┬────┘
     │            │       └────┬──────┘       │
┌────┴────┐  ┌────┴────┐  ┌────┴────┐  ┌────┴────┐
│自尊心の重要性│ │  観察  │  │  観察  │  │  観察  │
└────┬────┘  └────┬────┘  └────┬────┘  └────┬────┘
┌────┴────┐  ┌────┴────┐  ┌────┴────┐  ┌────┴────┐
│CBTの基本 │  │  整理  │  │  整理  │  │  計画  │
│  モデル  │  └────┬────┘  └────┬────┘  └────┬────┘
└────┬────┘       │            │            │
┌────┴────┐  ┌────┴────┐  ┌────┴────┐  ┌────┴────┐
│自尊心が低下│ │バランス回復│ │バランス回復│ │リハーサル/実行│
│したときの│  └─────────┘  └─────────┘  └────┬────┘
│心身と行動│                                  │
│ の構造  │                            ┌────┴────┐
└────┬────┘                            │問題解決技法│
┌────┴────┐                            │自己主張訓練│
│肯定的な自己│                          │リラクセーション│
│像の取り込│                           │(呼吸法・笑いヨーガ・│
│  み方   │                           │ レクリエーション) │
└────┬────┘                           └────┬────┘
┌────┴────┐                                │
│心配すること│                               │
│のメリットと│                               │
│ デメリット │                               │
└────┬────┘                                │
┌────┴────┐  ┌─────────────────────────────┘
│ノーマライジング│ │ 日常生活での実施  │
└─────────┘  └──────────┬──────────┘
                        ↕
        ┌───────────────────────────────┐
        │         毎回の基本              │
        │呼吸法／笑いヨーガ／宿題の確認／今日の│
        │テーマ（承認・可能性の発揮・看護る）│
        │／要約と宿題の提示／レクリエーション│
        └───────────────────────────────┘
```

図 2　自尊心回復グループ認知行動看護療法の基本的構造

者ごとに実践するのではなく，診断名にかかわらず，低い自尊心により生活に苦労をもつ人を対象に展開する．また，参加者を低い自尊心により生活に苦労をもつ「専門家」として位置づけ，専門職と協働してプログラムを進める．

12 回のミーティングは，心理教育，認知再構成法，否定的な自己像の再構成，行動療法の 4 つの系列に分けられる．これらは介入の方向性

が異なっており，グループに応じて介入の順序や回数を変えることができる。たとえば，慢性の統合失調症などで病歴が長く低い自尊心を有するメンバーが多いときは，行動療法のひとつとしても位置づけているレクリエーションを十分に行うとともに呼吸法や笑いヨーガで緊張を解放し，その後に認知再構成法，否定的な自己像の再構成へと進めたほうが効果的である。

筆者は，12回のプログラムを次のように進めている。

1回目の内容は，参加者同士が知り合いになること，ルール作り，心理教育としての自尊心の重要性とCBTの基本モデルの理解である。2回目は，問題解決技法を中心に行う。3～5回目は，参加者全員に対する認知再構成法を行う。6回目の内容は，心理教育として心配することのメリットとデメリット，否定的な自己像の再構成への導入として目標の明確化がある。7～11回目の内容は，心理教育として自尊心が低下したときの心身と行動の構造，否定的な自己像の再構成である。12回目は，自己主張訓練を行っている。

以下，プログラム内容の詳細を記す。

4.1　参加者同士が知り合いになる

グループで行う本プログラムは，当事者と看護師の信頼関係を基盤にして進める。したがって，プログラムの1回目は，看護師を含む参加者同士が知り合いになり，互いの距離を縮めることを目標のひとつにする。そのため，参加者は各々の顔が見えるように円形で坐り，自己紹介をする。自己紹介は看護師から始め，名前，年齢，職業，家族，趣味，今興味をもっていることなどの個人的なことを話し，互いに信頼感が生み出せるようにする。その後，プログラムの基本構造と内容を説明する。また，参加者は，プログラム実行のためのルールを決める。たとえば，参加者が言ったことをグループ以外の人に漏らさない，今日言いたいことを言い家に持ち帰らない，ミーティングの途中でつらくなったら遠慮な

く言う，などである。

4.2 心理教育の系列

心理教育の系列は，12回のプログラムのなかで繰り返し行う。心理教育の内容は，自尊心の役割と重要性，当事者の自尊心の程度，自尊心の形成プロセスなどの自尊心についての知識と，CBTの基本的知識，自分を好きになれない（低い自尊心）ときの心身と行動の構造，バランスの取れた自己像の取り込み方，心配することのメリットとデメリットの知識である。知識は，パンフレットを作成し口頭と文書を用いて伝える。また，理解を深めるために必要に応じて板書する。

4.3 認知再構成法の系列

認知再構成法の系列は，当事者が自分を好きになれない／自分を尊敬できない状況下の具体的な経験を提示し，その状況下で現れてくる意識の流れを観察し，アセスメントシート（図3）に記入する。それを通じて，スキーマと思考と気分と行動と身体反応は繋がっており，「自分はこのような悪循環に入っているから，今こんなにつらくなっている」と整理し，それを実感・理解することを経験する。アセスメントシートは当事者と看護師の間に置き，シートは当事者自身の言葉で当事者が記入する。その後，認知再構成法を行う。

4.3.1 観察①──自分を好きになれないときの状況を書き出す

自分を好きになれない，自分を尊敬できない状況について，「いつ，どこで，誰が，誰と，何を，どのように」という5W1Hで具体的に記入する。たとえば，Aさんは，「昨年うつ状態で看護師を6カ月間休職した。10月より週2回，1日3時間のリハビリ出勤中である。今年に入って週3日，1日3時間の勤務をしている。毎年，恒例の看護研究発表が夏にある。私は2001年に全国大会で研究結果を発表した。今回の

第4章　地域で生活する精神障害者に対する認知行動療法　｜　171

スキーマ
私は一人前ではない
私は人よりも劣っている

状況
昨年10月の2週に2回、1日3時間、看護師として働き始めた（リハビリ出勤）。今年に入り、週1日、1日3時間、看護師として本採用となった。3日連続で働くと本がもう出ない。毎年、恒例の看護研究発表が翌月にある。2～3名の看護師でのグループ研究だが、院内で評価の良かったものは、県大会から全国大会へと発表の場が増える。
私は、2001年に全国大会で発表したことがある。今回、私は看護研究をしてはどうかテーマにすることを提案し、皆も賛同してくれた。しかし、当番者会の講演と看護研究のことで自建築で多忙となり精力的になりすぎて、プレーキをかけていない「しかし精力的になりすぎて、プレーキをかけていない」とメールも書いた。
結局、私は研究メンバーから外されることになった。今回、主な仕事ではないこと（研究は主な仕事ではないこと、関わらない）その後の看護師長は看護研究のことも触れない。

自動思考
私が提案し皆が賛同したのになぜ私は外されたの？
私がしたら、どうしていけないの？中心でやりたかったのに、何で私が外されたの？
一人前に働かないと研究や講演をしてはいけない。週3日3時間では看護師としてダメなのか？
私は否定された。誰もわかってくれない。どちらかをやめるというこうとなら看護研究をやめる、プレーキをかけるまで、なぜ自分で気づけなかったのか？これから、研究のことでお昼びがかからないだろう。
私は人より10年も先に退職したとしても同じだ。私はもう第一線で働けない人間では必要な人間ではないいか

気分
〈やさしくて「これまでの人生での70%」〉
怒り
憂うつ（落ち込み）（60%）
疎外感（70%→普段は20%）
さびしい（50%）
不安（50%）

身体反応
全身から血の気が引く
頭が痛くなる
冷や汗
胸がドキドキし動悸がする
声が出ない

行動
〈やさしくて「もう研究はしません」と言った。
皆の中に入れない
自分を追いつめる
怒りを相手に伝えられない

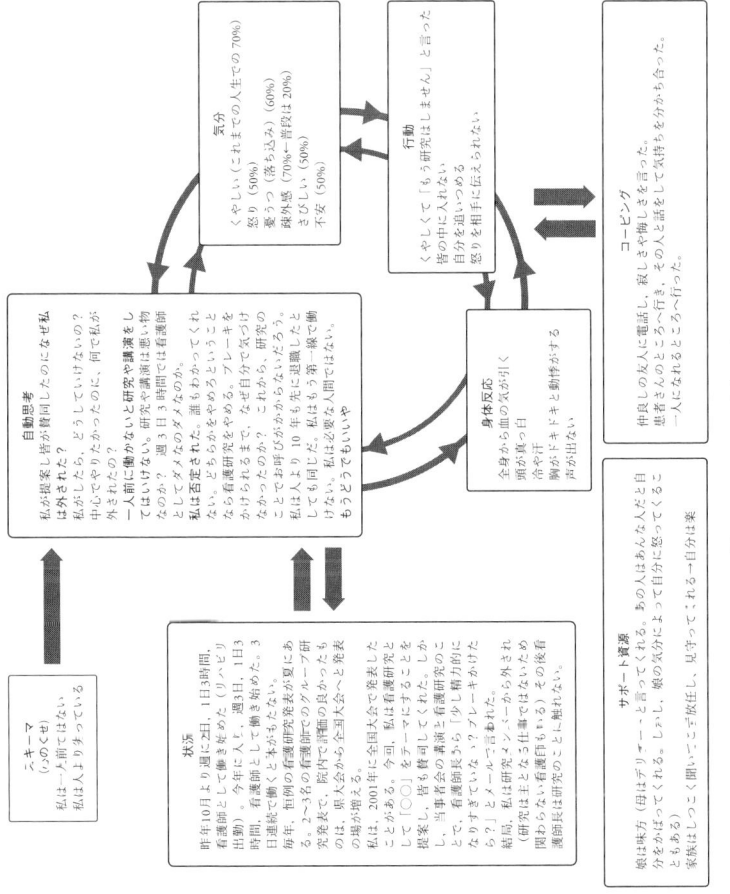

コーピング
仲良しの友人に電話し、寂しさや悔しさを言った。
患者さんのところへ行き、その人と話をして気持ちを分かち合った。

サポート資源
娘は味方（母はデリーに一と言ってくれる。あの人はあんなんだと目をかぽってくれる。しかし、娘の気分によって自分に怒ってくることもある）。
家族はしつこく聞いてこず放任し、見守ってくれる→自分は楽

図3　アセスメントシート

研究テーマを同僚に提案したところ，皆が賛成してくれた。2010年12月29日，看護師長から"講演と看護研究で，少し精力的になりすぎていない？ ブレーキをかけたら？"とメールで言われた。このとき，いろいろな気分や考えが出てきて，1週間ほどつらい状況から抜けることができず，自分のことが嫌になった」と，状況を具体的にアセスメントシートに書く（図3）（以下，Aさんの例を用いてアセスメントシートの記入と認知再構成法を進める）。

4.3.2 観察②──気分を書き出す

気分には，その状況で感じた不快な気分を書く。たいていの状況で1つ以上の否定的な気分が湧き上がっているので，可能な限り多くの気分を捉える。Aさんがその状況で感じた不快な気分は「くやしい（これまでの人生で最高を100としたとき，70%），怒り（50%），憂うつ・落ち込み（60%），疎外感（70%），さびしい（50%），不安（50%）」であった。

4.3.3 観察③──自動思考を捉える

その不快な気分を感じた場面を想起してもらい，「自分を好きになれない状況で，どのような否定的な考えが自分の頭をよぎったのか」と，相手に関心をもちながらソクラテス式質問で聴き，自分の意思とは無関係に流れる自動思考を捉える。Aさんは不快な気分を感じたとき，「私は仕事のチームから外された。一人前に働かないと研究や講演をしてはいけない。私は否定された。私は必要な人間ではない」といった自動思考が生まれていたことに気づいた。

4.3.4 観察④──スキーマを捉える

下向き矢印法を用いて，自動思考の意味を整理していく。「もし，その自動思考が事実だとしたら，あなたにとってどのような意味をもつのか」「その否定的な自動思考は，あなたの自分に対する価値観にどの

ような影響を与えたのか」と自動思考の意味をソクラテス式質問で聴き，スキーマを捉える。Aさんは「私は一人前ではない。私は人より劣っている」といったスキーマをもっていることを見出した。

4.3.5　観察⑤──身体反応と行動を書き出す

さらに，その不快な気分のとき，どのような身体反応があったか，自分はどのような行動をしたかについて当事者と協働で情報を収集する。Aさんは「全身から血の気が引く。頭が真っ白。冷や汗。動悸。声が出ない」という身体反応を体験し，「悔しくて"もう研究はしません"と言う。皆のなかに入れない。自分を追い詰める。怒りを相手に伝えられない」といった行動を取っていたことが明らかになった。

4.3.6　観察⑥──コーピングとサポート資源を書き出す

また，その状況でとったコーピング（補償としてのコーピング）とサポート資源を記入することで，自分の現状を観察し理解する。補償としてのコーピングとは，人はその状況で苦しみながらも何らかの対処を試みるが，それは一時しのぎのコーピングのため，根本的な対処にはつながっていないものである。

4.3.7　整理──悪循環を見つけ出すこと／希望を見出すこと

このようにして，CBT基本モデルの各領域における当事者の体験を書き出し，スキーマ，自動思考，気分，行動，身体反応の悪循環を見つけ出す。一般に，当事者はアセスメントシートに記入することで，自分の状態を理解でき気分が少し楽になる。

Aさんの場合，「看護師長からメールが入ったとき，"私が提案し皆が賛同したのに，なぜ私が外されたのか？"という考えが頭のなかを横切り，"くやしい"気分が沸き出てきた。と同時に"全身から血の気が引き""頭が真っ白"になった。すると"私は人より劣っている""私は一

人前ではない"といったスキーマが活性化し，"どうして私が講演や研究をしてはいけないの？""中心でやりたかったのに，どうして私が外されたの？"という考えが次々に出てきて，それらが頭のなかをグルグル回り，"くやしい"気分がどんどん大きくなり，"胸のドキドキと動悸"がしたり"冷や汗"など不快な身体の反応が出てきて，くやしくて"もう研究はしません"と看護師長に言った。同時に，"私は人より劣っている""私は半人前"と自分を責め"自分を追いつめる"行動を取った。そして一度取り出した"自分を追いつめる"行動は，"研究や講演は悪いものなのか？ 週3日3時間では看護師としてダメなのか"と自分にストップをかけた外部（看護師長や組織）への"怒り"と，"ブレーキをかけられるまで，なぜ自分で気づけなかったのか？"と内部（自分自身）への"怒り"の気分を生じさせた。怒りの気分は，ますます"胸のドキドキと動悸"や"冷や汗"も引き起こし，"私は否定された""誰もわかってくれない"という考えが頭のなかを通り過ぎ，"疎外感"の気分が生まれた。どんなところでもどんなときでもグルグル回る自動思考はおさまらず，"私は人より劣っている""私は一人前ではない"というスキーマをさらに強めた。グルグル回る自動思考はおさまらず，むしろ時間が経過すればするほど自動思考がエスカレートし，"どちらかをやめろということなら看護研究をやめる""一人前に働かないと研究や講演をしてはいけない""これから研究のことでお呼びがかからないだろう""私は，人より10年も先に退職したと同じだ""私はもう第一線では働けない""私は必要な人間ではない"という考えが次々に浮かび，"自分を追いつめる"ことを続けるうちに，"さびしい"気分や"不安"な気分が生まれ"憂うつ（落ち込み）"な気分が生まれた。"憂うつ"な気分は"誰もわかってくれない""私は否定された"という自動思考をさらに強め"もうどうでもいいや"という考えを引き起こした。そして思うように"声を出せない"状態が生まれ，皆のなかに入れない行動を取っていた。

Aさんは，自分は悪循環から抜け出せないために，こんなに苦しいのだということが理解できた。そして最終的に，「自分の状況が理解できたので，不安が少し減りました」と語った。

　その後，看護師は当事者に対し，暖かい興味関心を示しながら，当事者の将来展望を表現することが重要であり，これは当事者が自分の可能性に気づき，希望をもつことに繋がる。そこで，「1つの領域における望ましくない変化が，他の領域における望ましくない変化を引き起こし，悪循環に入らせるが，逆にある領域における望ましい変化が，別の領域における望ましい変化を引き出し，それによって悪循環の苦しみから脱出できる。小さな変化を見つけることで大きな変化に繋がるように小さな変化を一緒に見つけましょう」と励ました。

　このようなプロセスを，事例提供が可能な当事者を1名募り，その事例について提供者と看護師が全参加者の前で実際に行う。その後，参加者は，自分のアセスメントシートに記入することを宿題とし，次回発表する。

4.3.8　バランス回復①──認知再構成法（1つの気分からホットな自動思考を特定）

　次のステージとして，悪循環のアセスメントを終えた当事者は認知再構成法を行う。これはマイナス思考をプラス思考に変えるのではなく，バランスの取れた考えを取り戻すことが目的である。つまり，プラスの側面とマイナスの側面の両方を見て考えの枠を広げながら，当事者の力を取り戻すことを目的とする。ここでも，事例提供者を募り，事例提供者と看護師が全参加者の前で実際に認知再構成法を行う。具体的には，アセスメントシートに書き出した状況，気分，自動思考を再度取り上げ，認知再構成記録表に記入する。その際，検討したい1つの気分を取り上げ「〜という気分がある」と書く。次いで，ソクラテス式質問を用いて，取り上げた気分が生じたときの否定的な自動思考を可能な限り多く捉え，「〜という自動思考がある」と書く。それらのなかで気分に最も影響を

与えた自動思考をホットな自動思考として特定する。

「〜という…がある」と書くことで，自分の気分や自動思考を客観的に観ることができるようになり，気分や自動思考に囚われることから解放され脱フュージョンを目指す。脱フュージョンとは，私的できごとに呑み込まれないようにするために，思考，信念，感情の間の結びつきを弱めることである。その技法として，自分の認知過程にラベル付けをしてみる，思考を音だけしか感じられないようになるまで大きな声で何百回も言ってみる，思考に囚われずに眺めるようにするなどがある。

Aさんが「くやしいという気分がある」を取り上げたところ，気分に最も影響を与えた自動思考（ホットな自動思考）は「私は外されたという自動思考がある」であった（表1）。

4.3.9　バランス回復②——認知再構成法（自動思考の根拠を探す）

以後，ホットな自動思考を中心に，自動思考を肯定する根拠と否定する根拠を探すが，そのためには思い込みや解釈を含まず事実のみを探す必要があり，当事者にとってこの点が難しいようである。ここで，グループの威力が発揮される。すなわち，他の参加者からの豊かな質問や意見が，事例提供者の気づきを促し根拠の発掘を促進させる。ピアによるソクラテス式質問である。

Aさんの自動思考を肯定する根拠は，「以前に主任として働いていたが，今は准看護師に叱られることもある。自分に与えられている仕事が他人によってすでに行われているときもあった。一日中勤務していないために流れがつかめず，一つひとつのことを聞き確認する必要がある。研究について他の看護師は何も言わないが，自分の見えないところで資料を作り進めている」であった。自動思考を否定する根拠として「参加しなくていいとは言われていない。看護師長はスタッフの健康を守ることが自分の役割であると常々言っている。看護師長は病棟のチームワークを気にかけ時々"どう？"と聞いてくれる。病棟カンファレンスで私

表1　認知再構成法記録表

月　　日

①状況	昨年10月より週2日，1日3時間看護師としてリハビリ出勤中。今年に入り，週3日，1日3時間の勤務をしている。毎年，恒例の看護研究発表が夏にある。 私は2001年に全国大会で，研究結果を発表した。 今回の研究のテーマを提案したところ，皆が賛同した。 2010年5月29日，看護師長から「講演と看護研究で，少し精力的になりすぎていない？　ブレーキかけたら？」とメールで言われた。	
②気分（％） (検討したい気分に○をつける)	○くやしいという気分がある（70%)，怒りの気分がある（50%)，憂うつ・落ち込みという気分がある（60%)，疎外感という気分がある（70%←普段は20%)，さびしいという気分がある（50%)，不安という気分がある（50%)	
③自動思考 (○＝ホットな自動思考)	私は外されたという自動思考がある 一人前に働かないと，研究や講演をしてはいけないという自動思考がある 私は否定されたという自動思考がある 私は必要な人間ではないという自動思考がある	
④根拠 (事実だけを書き推論は書かない)	自動思考を肯定する根拠	自動思考を否定する根拠
	●以前に主任として働いていたが今は准看護師に叱られることもある ●自分に与えられている仕事が，他人によってすでに行われているときもあった ●一日中勤務していないために流れがつかめず，一つひとつのことを聞き，確認する必要がある ●研究について他の看護師は何も言わないが，自分の見えないところで資料を作り進めている	●参加しなくていいとは言われていない ●看護師長は，スタッフの健康を守ることが自分の役割であると常々言っている ●看護師長は，病棟のチームワークを気にかけ，時々「どう？」と聞いてくれる ●病棟カンファレンスで私がテーマを出したとき，皆が賛同した ●病棟業務において自分の役割は決まっている ●病棟での業務手順が一定でなく，スタッフにより考え方・やり方が異なる ●スタッフは休憩室で，「一緒にお茶を飲もう」と誘ってくれる ●リハビリ出勤であり，全責任を負わなくてもよいと病院長が配慮してくれる ●体調が良いときには，業務上で気をつけるべきことを聞いてから行動している ●知らない人にも，よく道などを尋ねられる

表 1　認知再構成法記録表（つづき）

	それにこだわる利点	それを信じる利点
④根拠 (事実だけを書き推論は書かない)	なし	自分の存在価値を見出せる
	それにこだわらない利点	それを信じない利点
	仕事の責任の負担が軽くなる	なし

⑤認知の偏り	全か無かという認知がある（ものごとを極端に白か黒かのどちらかに分ける考え） 結論の飛躍という認知（相手の心を深よみし決めつける等，理由もなく否定的な結論を出す） 自分自身への関連づけという認知（良くない出来事を，理由があるにもかかわらず，自分のせいにする）
⑥自動思考をはね返す考え（反証）	テーマの着眼点が良いために，皆がそれを取り上げた。研究はテーマがとても大切である。したがって，大きなところで研究に参加している。テーマを取り上げてくれたこと自体が，スタッフは自分を評価してくれている証拠である。今はリハビリ出勤であり，「給料をもらうことを大切に考える」と割り切ってもよい。スタッフの健康を守ることを第一に考える看護師長は，自分を長い目で見ており，元気になってほしいと考えている。7カ月間ほとんど休まずに出勤すること自体がすごいこと。7カ月間出勤しているのは，「やめてほしい」と言われないことであり，それは仕事ができているからであり，やめなくてよい状態である。このようなつらい状態で仕事をしている自分は，本当に強いしエネルギーがある。患者さんが良くなることを自分のことのように喜べる自分は，人間的にすごい，大きい。自分は相手の目線で話をし，安心して話せる優しい雰囲気をもっている。自分は「どうでもいいや」と言いながら，本当は投げ出すことをしない強さをもつ。もし，看護研究をしていたら，体がもたなくなっていただろう。自分を高く評価してもよい。
⑦バランスの取れた考え	私は今，頑張る時期ではない。頑張れるときはまた来る。今頑張ると自分が壊れる。研究については，私が提案したテーマに誰も反対せず，皆やろうと言ってくれた。研究メンバーとして関われないことはくやしいけれど，着眼点は良かったので，研究に貢献できた。自分は必要でない人間ではない。よく考えると，必要でない人間はいない。今，自分が生きているのは，誰かに必要とされているからである。生きる必要性があるから生きている。ちょっとした言葉を気にしなくてよい。メールの内容は，肯定されたのか否定されたのかわからない。私が勝手に否定されたと思っただけ。否定されたと思う必要はない
⑧気分（%）	くやしいという気分がある（0%）　怒りの気分がある（0%）　憂うつ・落ち込みという気分がある（0%）　疎外感という気分がある（10%）　さびしいという気分がある（0%）　不安という気分がある（20%）

がテーマを出したとき皆が賛同した。病棟業務において自分の役割は決まっている。病棟での業務手順が一定でなく，スタッフにより考え方・やり方が異なる。スタッフは"休憩室で一緒にお茶を飲もう"と誘ってくれる。リハビリ出勤であり全責任を負わなくてもよいと看護師長が配慮してくれる。体調が良いときには業務上で気をつけるべきことを聞いてから行動している。知らない人にもよく道などを尋ねられる」といったことが書き出された。

次に，自動思考を肯定する根拠にこだわる利点とこだわらない利点を考える。また，自動思考を否定する根拠を信じる利点と信じない利点を考え，書き出す。Aさんは，自動思考にこだわらないと，「仕事に対する責任の負担が軽くなる」こと，そして自動思考を否定する根拠を信じると「自分の存在価値を見出せる」ことに気づいた。

4.3.10　バランス回復③──認知再構成法（認知の偏りに気づく）

当事者は，自動思考を否定する根拠を出していくうちに，自分の認知が偏っていることに気づいていく。そのためには，看護師が認知の偏りを指摘するのではなく，「自分の考えに100人中何人が同意するか。同意しない人は何と言うか」と100人の人技法などを使い当事者自身が気づくようにサポートする。

Aさんは，「全か無かという認知，結論の飛躍という認知，自分自身への関連づけという偏った認知があるかもしれない」と語った。ここでも，認知の偏りからの脱ノュージョンを目指し，「～という認知」のように具体的に書く。

4.3.11　バランス回復④──認知再構成法（自動思考をはね返す考えを探す）

その後，否定的な自動思考をはね返す考えを探す。たとえば，あなたの娘（親しい人）が打ちひしがれ同じようなことで悩んでいたら，何とアドバイスしてあげるか，似たような経験をしたとき，どのようなこと

を考えたら楽になったかなど，ここでもソクラテス式質問を用いる。当事者一人で自動思考をはね返す考えを導くことは難しく，ここでもグループによるブレインストーミングの威力が発揮される。また，反対の言葉を考えると，自動思考をはね返す考えを導きやすくする。たとえば，「人見知り」は，「慎重である」や「黙っている人ほど物事をよく見ている」と反対に言い換えることができ，これは自動思考をはね返す大きな力となりうる。

4.3.12　バランス回復⑤——認知再構成法（バランスの取れた考えを生み出す）

　バランスの取れた考えを導くには，自動思考を肯定する根拠（マイナスの側面）を再び見直し，自動思考をはね返す考え（プラスの側面）を取り入れながら，偏った思考を修復し思考の枠を拡げるようにする。すると，より現実的でバランスの取れた考えを取り戻せるようになる。バランスの取れた考えは，当事者自身の言葉を用いて記録表に書かれることが大切である。経験上，自動思考を否定する根拠と自動思考を跳ね返す考えが豊かに出た場合ほど，また当事者の強み（長所）をたくさん出すほど，バランスの取れた考えを取り戻すことができ，気分も改善する。

4.3.13　バランス回復⑥——認知再構成法（気分の再確認）

　最後に，今の気分を％で表し，検討したホットな自動思考に関連づけて，バランスの取れた考えを導き出す前の気分と比較する。考えを拡げて新しい気分が生じればそれも書く。認知再構成法を行った後のAさんの気分は，「くやしいという気分がある（0%）」「怒りの気分がある（0%）」「憂うつ・落ち込みという気分がある（0%）」「疎外感がある（10%）」「さびしいという気分がある（0%）」「不安という気分がある（20%）」であった。

　グループの参加者は，自分の認知再構成記録表への記入を宿題とし，次回発表する。

4.4 否定的な自己像の再構成の系列

当事者は強烈な体験と長い病歴のなかで培った否定的な自己像をもっており、それは認知再構成法だけでは変容しがたい。否定的な自己像の再構成の系列は、心の奥に存在している否定的な自己像、つまりスキーマの再構成を目指す。スキーマとは、自己や世界や将来に対する確信であり、当事者が情報を意味づける基本的ルールであり、その人の思考を生み出す持続的で基本的な原理である。誰でも健全なスキーマと非健全なスキーマをもつが、ここでは、健全なスキーマを意識化するとともに、非健全なスキーマを修復したりその影響を軽くすることを目標とする。内容は以下のものを含む。(1) 自尊心が低下したときに、自分のスキーマや自動思考や気分や身体や行動がどのようになっているのかを理解する。(2) 自分が、自己評価を正当に行っているかどうかについて観察し理解する。(3) 自分の目標を考えてみる。(4) もし自己評価を正当に行っていないなら、バランスの取れた自分への評価を行える練習をする。(5) 他者と自分自身から承認される（認められたり褒められる等）場を経験する。(6) 正当でバランスの取れた自己評価を保つ方法を考え、イメージし、練習し、実行する。(7) リラックスしたり、自分の好きな活動をしたりする。

4.4.1 目標の明確化

この系列における第一段階として、将来自分が進みたい方向やしたいことなどの願望を書き、「私の目標リスト」を作成する（表2）。願望は、具体的に目に見える形であること、肯定的な表現であること（成長・達成指向）、数が多いこと、野心的であることを原則とする。その後、願望を実現させるためには、自分のどのような否定的な自己像が邪魔をすると考えられるかを書き出し、否定的な自己像を修復する必要性を認識する。この時点での当事者は、認知再構成法で自分の非健全なスキーマに気づいているため、スムーズに否定的な自己像に気づくことが可能である。

表2　私の目標リスト

月　　　日

I	自分が進みたい方向・したい事など願望のリストを作成しましょう。願望は，具体的に目に見える形であること，肯定的な表現であること，数が多いこと，野心的であること 例：気分が良くなる（×），気分が良くなり，友人にあいさつをする（○），気分が良くなり，パートタイマーで2時間…の仕事をする（○）。 1．私の願望は＿＿＿＿＿＿＿＿＿＿＿＿＿＿＿＿＿＿＿＿＿である。 2．私の願望は＿＿＿＿＿＿＿＿＿＿＿＿＿＿＿＿＿＿＿＿＿である。 3．私の願望は＿＿＿＿＿＿＿＿＿＿＿＿＿＿＿＿＿＿＿＿＿である。 4．私の願望は＿＿＿＿＿＿＿＿＿＿＿＿＿＿＿＿＿＿＿＿＿である。 5．私の願望は＿＿＿＿＿＿＿＿＿＿＿＿＿＿＿＿＿＿＿＿＿である。 6．私の願望は＿＿＿＿＿＿＿＿＿＿＿＿＿＿＿＿＿＿＿＿＿である。 7．私の願望は＿＿＿＿＿＿＿＿＿＿＿＿＿＿＿＿＿＿＿＿＿である。 8．私の願望は＿＿＿＿＿＿＿＿＿＿＿＿＿＿＿＿＿＿＿＿＿である。 9．私の願望は＿＿＿＿＿＿＿＿＿＿＿＿＿＿＿＿＿＿＿＿＿である。 10．私の願望は＿＿＿＿＿＿＿＿＿＿＿＿＿＿＿＿＿＿＿＿＿である。 11．私の願望は＿＿＿＿＿＿＿＿＿＿＿＿＿＿＿＿＿＿＿＿＿である。
II	上に書いた私の目標リストを実現させるためには，自分に対するどのような否定的イメージが邪魔をするだろうか？ 1． 2． 3． 4． 5．

4.4.2　観察①──取り組みたい自己像（スキーマ）を決め根拠を出す

次いで，取り組みたい自己像（スキーマ）を決め，バランスの取れた全体としてのありのままの自分を受け入れる作業を行う。方法として，「否定的な自己像に対する根拠の検証ワークシート」（表3）を用い

表3 否定的な自己像に対する根拠の検証ワークシート

月　　日

①今回取り組みたい自己像を1つ書く（スキーマ：心のくせ）	(母親の怒ったような表情，大きい声，威圧的な言い方は自分に言われたような気がして，私は誰かの役に立つことができない)「私は必要とされてない子である」と思っている自分がある（80%）。	
②この自己像を肯定する根拠（事実のみで推論はダメ）	・子ども時代，母親は私のことを「物事をひねくれて取る子」と言ったことがある。 ・母親は「しっかり働けないのは本当に困ったことだ」と言う。 ・意欲が出ない私に対し，母親は「病気になった者でないと人にはわからないから駄目だ」と言う。 ・母親は私にはきつく当たるが，兄や弟には優しい。	肯定する根拠にこだわることの利点 ・なし 肯定する根拠にこだわらないことの利点 ・気分が落ち込まない。 ・母親と普通に接することができる。
③この自己像を否定する根拠（なるべく多く事実のみ書き出す）	・母親は，いつも100%，私に向かって言っているわけではない。 ・赤ちゃん時代の写真を見ると，私は両親の愛情を受けて育った事実がある。 ・母親からいらない子だと言われたことは一度もない。 ・私は，他者から「相手の立場に立って考える正常なレーダをもっている」と言われる。 ・私は，職場では対人関係は何とか保てている。 ・当事者会メンバーは，私の存在や考えを大切にしてくれる。 ・友達から「貴方がいたから」と感謝されたことがある。 ・娘は私を頼り，よく相談の電話がかかってくる。 ・自分は必要とされていない子だと感じたとき，家族のなかで何らかの問題が現実におきている。	否定する根拠を信じることの利点 ・母に対し，否定的な感情をもたなくてよい。 ・辛い気分から軽くなれる。 ・自分の存在意味を確認できる。 否定する根拠を信じないことの利点 ・なし
④肯定するときの認知の偏り	拡大解釈という認知がある。 自己関連づけという認知がある。	
⑤根拠の検証後の自己像に対する確信度（%）	20（%）	

表3　否定的な自己像に対する根拠の検証ワークシート（つづき）

⑥この自己像を はね返す考え	● 人は，自分の調子が悪いとき，怒ったような言い方をするときがある。たまたま，母親の調子が悪かったのだろう。 ● 母親の性格は今に始まったことではなく変わることも難しい。気にする必要はない。 ● 怒ったような言い方をする人は，他人から好かれることは少なくかわいそうだ。私は気が悪くても他人に当たり他人を巻き込むことはしない。 ● 自分は母親から怒られても喧嘩をせず，母の愚痴を聞いてあげ，母のストレス解消に一役かっている。親子喧嘩にならなくていい。 ● 娘たちにとっての母親は，私しかいない。 ● 私は，身体が疲れすぎると否定的に考えやすい。 ● 病気になってつらい人の気持ちがよくわかる。だから人の相談に乗って人の役に立っている。 ● 世の中に必要でない人間はいない。今，自分は必要であるから生きている。生きる必要があるために生きている。自分は必要な人間である。 ● 自分の命は自分で作ったのではない。大いなるものから与えられたもので，自分の存在そのものに意味がある。

る。基本的には，認知再構成法と同様のプロセスである。

　ここでは，事例提供が可能な当事者を1名募り，その事例について参加者全員で考えを出しあい進める。以下にBさんの事例を提示するので，詳細は表3を参照されたい。まず，今回取り組みたい自分を好きになれないときの自己像（スキーマ）を1つ決め，「私は，〜と思っている自分がある（％）」と書く。当事者が，自分を好きになれないときの自己像を探すことが困難な場合は，CBT基本モデルを用いて，不快な感情のときの自動思考を特定し，自動思考の意味を下向き矢印法で聴き，自分を好きになれないときの自己像を一緒に探す。

　続いて，その自己像を否定する根拠と肯定する根拠を出すが，看護師と参加者は，当事者が自分を好きになれないときの状況について関心をもって質問する。参加者が関心をもった質問は，自己像を否定する根拠を豊かに引き出す。このとき，看護師は「自分を好きになれないときのあなたの自己像に，100人中何人が同意するか」と問いかけ，当事者の

長所・強みを探しながら、当事者自身が自己像を否定する根拠を多く出せるようにグループの参加者と一緒に支援する。

その後、この自己像を肯定する根拠にこだわることの利点とこだわらないことの利点、ならびに自己像を否定する根拠を信じることの利点と信じないことの利点を書く。

その自己像を肯定する根拠にこだわらないことの利点とその自己像を否定する根拠を信じることの利点が大きいことに気づいた場合、その自己像を取り込まないという選択がしやすくなる。

4.4.3　観察②──認知の偏りと根拠の検証後の自己像に対する確信度を確認する

自己像を否定する根拠を多く発表することによって、当事者は否定的な自己像が認知の偏りによって形成されているかもしれないと気づき、自己像の修復は進めやすくなる。根拠の検証後、その自己像への確信度を「％」で記録しておく。

4.4.4　観察③──「能力・自信リスト」と「資源・社会関係・役割リスト」の作成

今度は目を転じて、「能力・自信リスト」と「資源・社会関係・役割リスト」を作成する。「能力・自信リスト」には、自分がもつ技能、力量、素質、熟達、知識、手腕、才能、影響力、自己信頼、自己効力感などを可能な限りリストアップする。「資源・社会関係・役割リスト」には、自分がもつ資産やサービス、意味のある関係をもてる人、自分を生かすチャンスをリストアップする。これらの作成により自分と環境を多角的に捉えることが可能になる。また、リストアップしたものを参加者に発表し、他の参加者から見た項目もリストに追加する。他者による「能力・自信リスト」の追加は、自己評価を大きく変え、自尊心が膨らむ確かな契機となる。この段階になると、これまで自己の否定的側面にしか向かなかった意識は、自己の肯定的側面に向き、肯定的なエネルギーに変わりはじめ、プログラム全体に活気が出る。

4.4.5 整理とバランス回復──自己像の再構成（否定的な自己像をはね返す考え）

再度，「否定的な自己像に対する根拠の検証ワークシート」（表3）に戻り，スキーマ，自己像を否定する根拠と肯定する根拠，「能力・自信リスト」「資源・社会関係・役割リスト」など自分と環境を全体的に眺め，整理する。その後，自分を好きになれないときの自己像をはね返す考えを出す。たとえば，その否定的な自己像が事実なら，この考えに同意しない人は自分のことを何というか，親しい人が同じことで悩んでいたら何とアドバイスするか，親しい人は何とアドバイスをしてくれるか，自分を好きになれないときの自己像を信じることのメリット（デメリット）は何か，自分だけの力ではどうしようもないところで自分を責めていないかなど多角的に捉え，否定的な自己像をはね返す考えを生み出す。事例提供者以外の参加者は，自分の「否定的な自己像に対する根拠の検証ワークシート」に記入することを宿題とし，次回発表する。

4.4.6 バランス回復──自己像の再構成

次いで，「全体としてのありのままの自分を受け入れよう」シート（表4）に，「私は〜のような特徴（否定的側面）をもつ。しかし，〜のような特徴（肯定的側面）ももつ人間である」と記入する。このように，肯定的側面を含む自己像を可能な限り多く書き，自分の一側面である否定的側面だけに光を当てることなく，肯定的側面を含む自分の全体に光を当て，否定も肯定も含めて全体が自分であることに気づく作業を行う。つまり，自分の偏った自己像（スキーマ）を否定する必要はなく，肯定的な自己像だけを認める必要もなく，どれも自分の一部であることに気づくようにする。そのような作業のうえで，「自分の好きなところは〜である」と書き出す。さらに，シートに記入した内容を発表し，全体としてのありのままの自己像を取り入れることを，グループの参加者全員で承認し支援する。

以上の経過のなかで，当事者は自分の肯定的な側面に光を当てること

表4 「全体としてのありのままの自分を受け入れよう」シート

月　　日

自分の偏った自己像（スキーマ）を否定する必要はなく，肯定的な自己像だけを認める必要はなく，どれも自分の一部であるとあるがまま気づき，観ておきましょう。
● バランスの取れた自己像 - 私は，自分は人より劣っていると考えてしまうような特徴をもつ。 　しかし，責任をもち最後まで投げ出さないような特徴ももつ人間である。 - 私は，自分は一人前ではないと考えてしまうような特徴をもつ。 　しかし，3人の子どもを育て，母親の愚痴を聞いてあげるような特徴ももつ人間である。 - 私は，自分は必要でない子だと考えてしまうような特徴をもつ。 　しかし，自分には親として娘としての役割があり，生きる必要があると思うような特徴ももつ人間である。 - 私は，自分は必要でない子だと考えてしまうような特徴をもつ。 　しかし，5人の友達をもち，友達から「あなたがいるから楽しい」と言われるような特徴ももつ人間である。 - 私は，正職員でないと社会的にダメだと劣等感を感じるような特徴をもつ。 　しかし，1年リハビリ出勤ができる強いエネルギーをもつような特徴ももつ人間である。
● 私の好きなところ 自分の好きなところは，誰にでも優しく接するところである。 自分の好きなところは，喧嘩が嫌で平和を好むところである。 自分の好きなところは，最後まで投げ出さない強さをもつところである。 自分の好きなところは，誰にでもある良いところを褒めてあげるところである。 自分の好きなところは，掃除が好きで家のなかをきれいにしているところである。 自分の好きなところは，若々しくて可愛いところである。

が可能となり，バランスの取れた自己像を取り戻していく。自分に対する認知（考え方・受け取り方）が偏ったものではなく，広がることで気分や行動は影響を受けるために，参加者の多くは肯定的エネルギーを放つようになり，その肯定的エネルギーがさらに他の参加者に肯定的な影響を与える。

　自尊心は，自分自身に関する全ての情報の評価であり，その評価に対する感情（好き－嫌い，尊敬できる－尊敬できない）である。したがって，人は自分自身に関する全ての情報やその評価を変えることで，自分

についての感情を変えることができる。自分自身への評価を変える方法として，他者から正当で肯定的な評価を受けることで自分に対する評価は変更される。とりわけ，グループ参加者から受ける肯定的評価は自尊心の回復に役立っている。また，人は受け身ではなく能動的に考え行動する主体的な存在であり，役割やさまざまな経験の意味を自分自身に問い，その過程で自らが自分への評価の形成を行う。看護師とグループ参加者は，時にはソクラテス式質問を用いながら当事者に関心をもって質問する。この当事者への関心と質問が，当事者自身による役割と経験の意味の探索に役立ち，その過程で自分への評価がより正当で肯定的なものへと変更される。

4.4.7　コーピングカードの作成

最後に，「否定的な自己像が活性化したときのためのコーピングカード」（表5）を作成する。これは，自分を好きになれない状況，自分を尊敬できない状況が起きたときに，否定的なスキーマが活性化し思考の悪循環に入ることを阻止することが狙いであり，あらかじめ適宜コーピングを意図的に使えるようにたくさん用意しておく。本当に悪循環に入ってしまったら，元気なときには自然に浮かんだ対処方法も思い浮かばないものである。したがって，書いておくことは大切である。書き出した内容も参加者に発表し，他の参加者が発表したコーピングで自分にも使えそうなものは取り入れる。作成した「能力・自信リスト」と，「否定的な自己像が活性化したときのためのコーピングカード」は，家のなかのよく見える場所に貼り，いつでも確認できるようにする。

4.5　行動療法の系列

行動療法の系列は，リラクセーションと楽しむ能力，問題解決技法，自己主張能力を身につけることを目指す。行動療法として，リラクセーションと楽しむ能力ならびに自己主張能力の向上を目的とする理由は，

表5 否定的な自己像が活性化した時のためのコーピングカード

自分を好きになれない気持ち，尊敬できない気持ちがわいたとき

1. 友人のKさんに電話をして，話を聞いてもらう。
2. 好きな歌謡曲を歌う。
3. ゲームセンターに行き格闘技ゲームをする。ただし出費は1,000円以内に抑える。
4. 十分な時間（9時間程度）眠る。
5. 筋肉トレーニングをする。
6. 庭の草花の手入れをする。庭の草抜きをする。
7. 仏壇に行き般若心経を唱える。
8. 医師からもらっている頓服薬を飲む。
9. 昔の子供時代のアルバムを見る。
10. 散歩またはジョギングを30分程度する。
11. 自分のバイクに乗って海に行く。
12. お気に入りの喫茶店に行きボーっとする。何も考えない。
13. 押し入れやタンスの整理をする。いらないものを捨てる。
14. コーヒーをドリップで入れて，気に入っているカップで，ゆっくり飲む。
15. 買い物に行く。お金がないときはウィンドショッピングをする。

グルグル思考から自由になろう！

当事者は長い病歴をもつことが多く，緊張でいっぱいの日常生活を送り，楽しむことを忘れ，感情を抑圧し自己主張を抑える人が多いためである。具体的な内容は，呼吸法，笑いヨーガ，レクリエーション活動，嫌なことを頼まれたときの自己主張のロールプレイ，問題解決技法である。

4.5.1 リラクセーションと楽しむ能力——呼吸法とレクリエーション

呼吸法は腹式呼吸で呼気を十分に行うようにし，丹田に意識を向け呼吸に伴う腹部の動きに気づき，腹部が動く感覚をそのまま感じておく。雑念，感情，五感に巻き込まれたら，そのつど，呼吸の感覚に戻る。波のように浮かんでは消え，消えては浮かぶ考えをそのまま観照することで，囚われていた雑念，感情，五感はただの出来事となり，囚われていたものから自由になる。また，呼気を十分に行うことで副交感神経活動が優位になり，リラックス効果も得られる（ヨーガマスターしゅんゆう，

2006）。

　笑いヨーガは，マダン・カタリアが創案した笑いのエクササイズとヨーガの呼吸法を組み合わせた技法を用いている（カタリア，2011；安保，2011）。笑うことで体に酸素が大量に入り血流が良くなり，その結果，脳が活性化するとともに自律神経のバランスを交感神経優位から副交感神経優位へと変化させる。笑いは心のモヤモヤを吐き出し，副交感神経を刺激しその働きを高めることで多彩な健康効果を生み出す。その効用として，緊張した心身のリラックス作用，血糖値の降下作用や癌を攻撃する NK 細胞の活性作用が知られている。また，脳から幸福ホルモンであるエンドルフィンの分泌が促進され幸福感が高まり，その結果，小さな悩みや不安がなくなるとされている。笑いヨーガ実施後のグループ参加者の表情はスッキリとし表情も行動も自然体になり，またコミュニケーションも豊かになり，このような変化から笑いヨーガの効果の大きさを実感している。

　レクリエーション活動も自尊心回復グループ認知行動看護療法プログラムにおいて，重要視している。なぜなら，レクリエーション活動は看護実践において古くからその重要性が指摘され，ナイチンゲールは，慢性疾患患者へのペットの薦めや患者に与える音楽の効用を説いており（Nightingale, 1969），ヘンダーソンは，「患者のレクリエーション活動を援助すること」を基本的看護を構成する 14 要素のひとつとして位置づけているためである（Henderson, 1969）。日頃，楽しむことや笑いから遠ざかった生活を送りがちな当事者にとって，これら呼吸法，笑いヨーガ，レクリエーション活動実施の意義は大きい。

4.5.2　自己主張能力と問題解決技法

　自己主張能力の向上のためにどのような場面を設定するかはグループによって異なるが，現在のところ，嫌なことを頼まれたときの場面設定が多い。自己主張のロールプレイは，問題点をもとに場面を設定し，最

終的な目標と最初の目標を決める。例えば，デイケアに通所する仲間から「100円貸して」と言われ，断ることができずにお金を貸してしまう事例の場合，最終目標は「私は他人と金銭の貸し借りはしない」ときっぱり伝えることとする。そして，最初の目標は，同じ場面に出会ったとき，「今お金もってない」と伝えることである。その後，相手役を選びロールプレイを行う。次に，グループの参加者に「どういうところが良かったですか」と質問をする。ここでは人の良いところを見つけ注目するような雰囲気を作る。良いところを指摘した後に，対人関係の問題解決技法（要求に応じる，要求を断る，要求をする，自分の立場を説明する，情報や説明を求める，間を置く，あいまいに表現するなど）を参考に，この場面では対人関係の問題解決技法のどの方法を用いたのかを参加者全員で考える。次いで，生活技能を高める5つの手がかり（視線を合わせる，身ぶり手ぶりをつける，はっきりと聞こえるように話す，明るい表情で話す，相手のほうを向いて話す）の一つひとつについて参加者全員で考え改善する点を見出す。こうしたディスカッションを通じて当事者のなかの能力を引き出し，伸ばしていく。さらに，当事者の自信を高めるためにもう一度場面設定を行い，嫌なことを頼まれたときの自己主張のロールプレイを行う。

4.6　プログラムの準備と運営について

　準備について，プログラムに参加することで生じるメリットと努力を要する点を記載した案内文を作成し，参加希望者を募集する。希望者にプログラム内容を説明し，参加に合意を得たら参加者リストに署名してもらう。プログラムを実施する一室が必要である。笑いヨーガやレクレーション活動は屋外で行うほうが効果的な場合もあるため，木などの自然がある空間が近くにあれば幸運である。参加者は，自己の観察と整理とバランス回復，さらには後に利用するためにさまざまな記録表に記載する。したがって，筆記用具とファイルの準備が必要である。当事者

が作成した記録と使用した資料はファイルに綴じ，いつでも復習できるようにしておくことが大切である。そうすることで悪循環に入りそうなときに，自分が書いた記録がストップをかけてくれる。ホワイトボードやプロジェクター，ビデオ機器があればさらに良い。和室で呼吸法を行う場合，座布団が必要である。

運営については，筆者は6〜8名の当事者と2名の看護職者，1名の精神保健福祉士と協働で運営している。看護師1名がリーダとなりプログラムの方向性を決め進行役を担当する。保健師1名は，グループダイナミックスがうまく働くように調整したり，参加者の受け止めと長期的フォローとしての役割を担う。精神保健福祉士は，事務局を担当するとともにCBT終了後のクールダウンの支援を引き受け，潤滑油としての役割を担っている。参加者は，病気に逃げるのではなく，人間なら誰でももつ苦労の現実に向き合いながら，自分の人生を生きている「専門家」としての役割を担い，同じような苦労をもつ人に対しピア・サポートの役割を発揮する。

全ての専門職と「専門家」は，相互の観察と情報交換を行い，当事者からの相談を受け，彼らの内在する力を引き出し成長への支援をしている。このように，グループの参加者全員がそれぞれ固有の役割を分担しそれを果たしつつ，相互に重なる役割をも担い，チームとして活動している。そして定期的にミーティングを開催して情報を共有している。

毎回2時間の1〜2週間ごとに行う定期的な全プログラムへの参加は，目的を達成するために必要である。また，毎回，参加者は各々の顔が見えるように円形で座る。

最後に，12回のプログラム参加者には修了証書を渡している。

4.7 プログラムの効果

プログラム実施前をベースラインとしてプログラム実施直後に，量的調査と質的調査を用いてプログラムの効果を検討した（國方，2013）。

量的調査は，精神症状（Brief Psychiatric Rating Scale：BPRS），自尊心（ローゼンバーグの Self-Esteem Scale：RSES），気分（Profile of Mood States：POMS），心の健康度と疲労度（Subjective Well-Being Inventory：WHOSUBI）を測定する単一事例実験デザインとした。抗精神病薬内服量と社会資源サービス利用件数がプログラム実施前後で差がないことを確認したうえで，測定指標を分析した結果，心の疲労度ならびにその下位尺度である精神的なコントロール感，精神症状は全例において改善したことを示していた。精神症状と精神的なコントロール感は，実施後に有意に改善した。自尊心は実施後に改善したが，実施前に比べ有意な差はなかった。

　質的調査は，プログラムに参加するなかで，自分と向き合う【苦しみ】を体験しながらも【グループ活動の有用性】に支えられながら，【自分に関する理解の促進】を得てメタ認知を強化することで，こだわりや緊張や症状を【手放す】とともに，肯定的な認識を【取り入れる】体験をしたことを明らかにしている。さらに，自尊心回復グループ認知行動看護療法の技術は，プログラム実施中だけでなく【日常での活用】としても体験していたことがわかった。

　本調査には，コントロール群を配置していない問題があるものの，データからも自尊心回復グループ認知行動看護療法を体験した当事者が自尊心を回復する手ごたえは十分に感じている。現在，効果検証のためのデータを蓄積している段階である。

文献

安保徹（2011）心のモヤモヤを吐き出し副交感神経を刺激！ 笑いヨガでストレスも病気も撃退．壮快 1 月号；108-109.
Bandura, A.（1995）*Self-efficacy in Changing Societies*. Cambridge University Press.（本明寛・野口京子 監訳（1997）激動社会の中の自己効力．金子書房，pp.230-254.）
Bobes, J. and Gonzalez, M.P.（1997）Quality of life in schizophrenia. In：H. Katsching, H.

Freeman and N. Sartorius : *Quality of Life in Mental Disorders*. John Wiley & Sons, New York, pp.165-178.

Deegan, P.E.（1988）Recovery : The lived experience of rehabilitation. *Psychosocial Rehabilitation Journal* 11-4 ; 11-19.

Drake, R.J., Pickles, A., Bentall, R.P. et al.（2004）The evolution of insight, paranoia and depression during early schizophrenia. *Psychological Medicine* 34-2 ; 285-292.

遠藤辰夫・井上祥治・蘭千壽 編（2001）セルフ・エスティームの心理学．ナカニシヤ出版，pp.8-88.

Fialko, L., Freeman, D., Bebbington, P.E. et al.（2006）Understanding suicidal ideation in psychosis : Findings from the psychological prevention of relapse in psychosis（PRP）trial. *Acta Psychiatrica Scandinavica* 114-3 ; 177-186.

Henderson, V.（1969）Basic Principles of Nursing Care. Albert J. Phiebig, New York.（湯槇ます・小玉香津子 訳（1974）看護の基本となるもの 第2版．日本看護協会出版会．）

厚生労働省（2010）うつ病の認知療法・認知行動療法治療者用マニュアル．平成21年度厚生労働省こころの健康科学研究事業「精神療法の実施方法と有効性に関する研究」（http://www.mhlw.go.jp/bunya/shougaihoken/kokoro/dl/01.pdf）

國方弘子（2010）精神に病をもつ人の自尊心が低下した時の心身と行動の構造．日本看護科学学会誌 30-4 ; 36-45.

國方弘子（2013）地域で生活する精神障がい者に対する「自尊心回復グループ認知行動看護療法」実施前後の変化．日本看護研究学会雑誌 36-1 ; 93-102.

國方弘子・三野善央・中嶋和夫（2006）在宅生活をしている統合失調症患者の WHO QOL ── 26尺度に影響を与える要因の検討．日本公衆衛生雑誌 53-4 ; 301-309.

國方弘子・渡邉久美（2007）慢性統合失調症患者の Quality of Life を予測する要因──領域別 WHOQOL 短縮版への影響．日本看護科学学会 27-1 ; 44-53.

久野孝子・舘英津子・小笠原昭彦ほか（2002）大学生の性に関する態度と自己同一性および自尊感情との関連．日本公衆衛生雑誌 49-10 ; 1030-1036.

May, R.P.A.（1979）What does the schizophrenic outpatient need? In : Mellergaard, M., Denckers, S.J.（Eds.）*What does the Schizophrenic Outpatient Need?* Lidingö/Stockholm : Squibb, pp.11-19.

マダン・カタリア（2011）笑いは最高の薬！ ガンも糖尿病も高血圧も改善！ 笑いヨガが今世界で大ブーム．壮快1月号 ; 112-113.

Nightingale, F.（1969）*Notes on Nursing : What It Is, and What It Is Not*. Dover Publications, New York.

Rapp, A.C. and Goscha, J.R.（2006）*The Strengths Model-case Management with People with Psychiatric Disabilities. Second Edition*. Oxford University Press, Oxford.（田中英樹 監訳（2008）ストレングスモデル（第2版）．金剛出版）

Ritsner, M.（2003）The attribution of somatization in schizophrenia patients : A naturalistic

follow-up study. *The Journal of Clinical Psychiatry* 64-11 ; 1370-1378.
Rosenberg, M.（1965）*Society and the Adolescent Self-image.* Princeton University Press, Princeton, pp.16-36.
篠原順子・児玉和紀・迫田勝明ほか（2003）脳梗塞発症後の患者の自尊感情と関連要因．日本看護研究学会雑誌 26-1 ; 111-122.
Smith, B., Fowler, D.G., Freeman D. et al.（2006）Emotion and psychosis : Links between depression, self-esteem, negative schematic beliefs and delusions and hallucinations. *Schizophrenia Research* 86-1, 2, 3 ; 181-188.
Tarrier, N., Barrowclough C., Andrews B. et al.（2004）Risk of non-fatal suicide ideation and behaviour in recent onset schizophrenia. *Social Psychiatry and Psychiatric Epidemiology* 39-11 ; 927-937.
ヨーガマスターしゅんゆう（2006）波のように思う．星雲社．

| 第5章
重篤な統合失調症入院患者に対する認知行動療法
| 北野 進

0　はじめに

　みなさんは，看護師が認知行動療法（以下，CBT）を臨床で行ううえで最も効果的であると考えられることは何だと思うだろうか……？　それは現場でタイムリーに介入できることではないだろうか。統合失調症の患者はネガティブな出来事を無意識かつ合理的に説明することがよくあると考える。特に出来事から時間が経過すると，ほぼ外的帰属性に偏った考え（妄想様の説明）が返ってくる。しかし，臨床で患者にネガティブな出来事が起こったその瞬間に介入した場合，「ん……いや，その～」と一瞬間が空くことがある。どう説明するか考えている間であると考えることもできる。この間を逃さず，いかに治療的な介入を行うことができるか，心理的に近い部分で話し合える治療的な関係性に発展することができるかが，重要な関わりにつながるのではないかと考える。また，患者をアセスメントする，または理解しようとする場合，みなさんはどのように行っているだろうか。否定しているわけではないが，セルフケア理論や看護診断などを用いて，特に患者の問題を見つけ出し，言い過ぎかもしれないが「精神科の患者」とラベルを貼っていることも

あるのではないだろうか。精神科の患者とラベルを貼ったことで，看護者側が偏ったネガティブなアセスメントを行ってしまう危険性はないだろうか。筆者はよく，そのように考えていたことがあった。これらの考えにヒントを与えてくれたものが CBT であった。CBT の理論はシンプルで理解しやすいものであり，誰にでも役に立つ可能性があると考えられた。臨床の看護師として特に関心をもったところは，患者とともに，「患者は今こうなのかな？　ああなのかな？」などと認知行動モデルに基づき仮説を立てながら，それをまた患者とともに確認していくという共同作業を行っていくところである。さらに臨床での患者や看護師の心と身体の動きをその場で客観的に考えることができ，心と身体の動きを理解しやすく，患者とともに考えやすいというところがメリットである。

　筆者はこれまで，精神科急性期，救急，そして治療が困難な男性患者入院病棟（処遇困難病棟）などの勤務経験がある（最も長く（5 年近く）勤務していた）。現在は医療観察法病棟に勤務している。ここでは，特に処遇困難病棟で筆者が行った CBT の介入経験と介入研究で得た成果をもとに，重症統合失調症入院患者に対する CBT についての考えとスキルについて説明する。この考えとスキルが完成版というわけではない。現在進行形で発展しているものである。臨床で指導している看護師からはいつも「難しい……」とダメ出しを食らっているが，患者のため，精神科看護技術の質の向上のためと，あきらめず手直しをしている状態がもう何年も続いている。筆者自身の考えに偏りがある可能性もあるが，本章を読んで少しでも「やる気が湧いてきた！」「よしっ，やってみよう！」などとみなさんの心が動いてくれたら幸いである。

1　看護師が CBT を行う意義

　CBT は特定の職種のみ行うことができる，または，資格が必要であるという決まりはまったくない。乱暴な言い方ではあるが，トレーニン

グを受け，スーパーヴァイズを受けていれば，誰でも行うことができる。社会的認知度も高く，臨床でのニーズも非常に高まっている。他の精神療法と比べ，短い時間で効果が得られやすいという利点もある。また，私たち看護師は，患者の入院から退院と24時間接しており，日常生活レベルや介護レベルでの関わり，生活に直結した関わりをもって接している。そのため，患者との生活距離は近く，誰よりも関係性を築きやすい環境にある。このような看護師が患者に対してCBTを行うことは非常に自然なことであり，効率的・合理的であると考える。

しかし，臨床において，看護師は患者の妄想に対し肯定も否定もせずに対応する場面がある。または対応に困ってしまう場面が少なくない。ただし，肯定も否定もしない対応を否定しているわけではない。肯定も否定もしない対応レベルにとどまっていることがあれば，そこには課題があるのではということである。このように，患者を知り，関係性を築くには最高の環境であるものの，かたや対応が難しい場面も見られる。これを解決し，さらに治療的介入につなげる方策のひとつとして，CBTが有効であると考える。CBTは，患者側はもちろん，看護師側にも良い効果を与えるともいわれている。

患者との関係性を築きやすい環境を活かし，その関係性をベースに統合失調症者の陽性症状そのものに対する認知行動療法的介入が可能ではないかと考える。患者にとって，より身近な存在の看護師がCBTを行い，その効果を確認できれば，CBTが看護領域での心理的ケアの技法として応用されていくと考える。そして，今後，一般精神医療や司法精神医療のなかで看護の役割の発展性を高め，かつ，精神科看護師の専門的な患者サービスへのきっかけとなるのではないかと考える。

2 統合失調症患者に対するCBT

統合失調症に対するCBTは，1952年に認知療法の創始者であるアー

ロン・ベック自身が試みており，以来，統合失調症に適応する CBT が実践されてきた。そして，その有効性を示す研究（Dickerson, 2000）も報告されている。それぞれ，精神症状（陽性・陰性）・妄想・幻聴頻度・強迫症状など，通常の病棟ケア治療よりも効果が認められている。

　統合失調症に対する CBT は，大まかに以下のような方法がある。① Belief modification：言語的介入や現実テストにより，妄想に焦点を当てることで患者の妄想への確信が軽減し，患者に自分の誤りを気付かせる（Chadwick et al., 1990）。② Focusing/reattribution：幻聴に焦点を当て，それが自分から生じたものであることを自覚させ，幻聴を軽減させる（Bentall et al., 1994a）。③ Normalizing CBT：統合失調症発症前にあったストレスフルな出来事を聞き出し，病因について説明を行い，発症時の認知の歪みなどを患者と話し合うことで，症状の自覚や認知の正常化を促す。また，リラクセーションなどの行動療法も含まれる（Kingdon et al., 1991 ; 1994）。④ Cognitive therapy following acute psychosis：4 段階に分けて急性の精神病症状に介入し，まず患者に自分の症状を内省させ，次に集団療法にて他の患者の症状にも眼を向けさせて自身の症状を省みさせ，次に家族教育を行い家族の協力を得て，最後に計画された活動に参加する。これらの経過を通し，患者のすみやかな症状改善が得られている（Haddock et al., 1999）。⑤ Cognitively oriented psychotherapy for early psychosis：患者の病気に対する順応やうつや不安といった二次的症状に焦点を当て，急性症状から脱した後に出現するこうした症状に CBT を実施して，ある程度の症状改善がみられている（Jackson et al., 1998）。⑥ Coping strategy enhancement：自己表現や注意変換といった認知機能訓練，また活動レベルを上げたり下げたりといった行動訓練，そしてリラクセーションや呼吸法といった感覚技法などを含んだコーピングスキルを高めることで，統合失調症の陽性症状に著明な改善がみられている（Tarrier et al., 1998）。⑦ Combination CBT：さまざまな認知行動療法技法を組み合わせることで，薬物抵抗性の陽性症状を改善させ，さらに

精神病症状から生じる，うつや不安といった感情的な障害をも改善させる。さらに，患者の治療意欲やリハビリテーションへの参加も促進させる。また，行動療法を取り入れてコーピングスキルをさらに高め，患者の自己評価を上げることにも影響を与えている（Garety et al., 1997）。

3　看護師による統合失調症患者に対するCBT

統合失調症に対するCBTの有効性については多くの報告がなされているが，それらは研究ベースであり，CBTの専門家によって行われたものである。しかし，臨床で日常的に統合失調症患者に関わる頻度が多いのは，病棟でケアを行っている精神科看護師と考える。統合失調症者に対し精神科看護師がCBTを行ったという文献をみてみると，Turkington et al.（2002）は，地域精神科看護師が地域の統合失調症者とその家族にCBTを実施した結果，従来型治療を行った対照群と比較したところ全般的症状，抑うつ症状で改善が認められている。さらに病識では有意な改善がみられたと報告している。その後 Turkington et al.（2006）は，地域ケアに関わる精神保健看護師に10日間の認知行動療法訓練を行うことで，統合失調症者の地域生活と病状経過に良好な影響を与えうるという報告をしている。Sensky et al.（2000）は，定期的なスーパーヴィジョンを受けている経験豊かな精神科看護師が，薬物抵抗性の統合失調症者に対しCBTを行い，対照群には一般的に困っている人に力を貸す"befriending"という統制的介入を行った結果，2つの介入とも陽性症状と陰性症状，そして抑うつにおいて有意に減少したと報告している。Durham et al.（2003）は，専門性をもった臨床精神科看護師によるCBTの有効性を検討した結果，有意に妄想の確信度に改善が認められたと報告している。また，Sally et al.（2002）は，精神科看護師の看護実践におけるCBTについて議論している。そのなかでは，看護実践におけるCBTは統合失調症患者の精神状態を向上させ，再発の

低下に肯定的な影響を与えていると報告している。ただし，効果的なCBTを行うためには，特別なトレーニングを受ける必要があり，患者の文化的側面に配慮することが重要であると述べられている。筆者（北野ほか，2003；2004；2009）も，恥ずかしい内容ではあるが，コツコツと幻聴や妄想に対するCBTの効果を報告している。

いずれの研究でも，関係性が高まり，幻聴や妄想などの陽性症状が減少している。また，アクティングアウト，介入した患者で精神状態が悪化した，陰性感情をもたれてしまったなどのネガティブなエピソードは1度もなかった。

4　精神科看護師のためのCBT実践に向けた4ステップ

統合失調症患者へCBTを行うために，必ず必要だと考えていることについて説明する。これらは筆者が統合失調症患者へのCBTを看護師へ指導する際，必ず説明しているものである。表1は，統合失調症患者に対し看護師がCBTを行ううえで必要とされる準備についてまとめたものである。

4.1　装備チェック
4.1.1　介入前の準備

病識が乏しく，コンプライアンスが低く，治療抵抗のある患者に対する関わりにおいて重要なことは，まず，「この看護師ともっと話したい」「この看護師は面白い」など安心感や信頼感をもってもらえるように関わるということであると考えている。世間からは精神科の看護師というと，精神的に困難を抱えた人のメンタルサポートに関しては専門家であるという認識があるのではないかと考える。しかし，現場にいるとそうでもないような場面に出くわすことが少なくない。関係性の深化という過程を急ぎすぎたり，注意が行き届かず，看護師として医療を進めるう

表1　看護師のためのCBT4ステップ

看護師のための準備	
ステップ1	装備チェック
ステップ2	自分を知る
ステップ3	患者を知る
ステップ4	CBTの理論とスキル

えで管理的な関わりに偏り，またはコンプライアンス遵守に偏り，介入が上手く進まなくなるケースを見ることがある。さらに，患者は早く退院したいという一心で，医療者が求めるような言動を予想して反応することもある。この場合，医療者にも信頼関係が不足しており，さらに患者の内面を理解しようとする関わりが少ないことが多い。最も恐れているのは，生物学的治療に偏り心理社会的治療とのバランスが崩れたまま退院することで，結果的に患者が再入院していることである。治療的な介入を行っていくためには，信頼関係というベースがなくてはならないのである。

　上記のような状況がみられることから，CBTを行ううえで，まず患者との関係性を深化させる展開について，基本的な面接技法から動機づけ面接やコンコーダンス・スキル等の概念とスキルを演習を通し再学習する。次にアセスメントを充実させるために精神分析の防衛機制，認知行動モデルについての知識を学んでもらう。これらをトレーニングすることで，本来，精神科看護師がもつ難しい患者に対する介入の基礎能力，そして関係性を構築するスキルなどの「装備」を点検することがねらいである。

| 4.1.2　感情のコントロール

　看護師が患者と関わるなかで，患者の言葉や態度，行動から，イライ

ステップ1：感情のコントロール
- 看護職は感情労働である。
- 我々自身が感情をコントロールできなくなる可能性がある。看護師の考え・行動が感情によってコントロールされてしまうリスクがある。
- 対象者の表在化した面と無意識の面双方をアセスメントできる能力をもつ。
- 患者の言葉や態度・行動の意味を知ろうとする誠実で謙虚なこころが必要である。

ラしたり，時には怒りの感情が生まれてしまうことは，臨床勤務をしていると誰でも経験していることだと考える。そのとき，みなさんはその感情をどうしているだろうか。タイムアウトを取ったり，同僚に愚痴ったりしていることもあるだろう。最悪の場合は，恥ずかしながら筆者も経験したことがあるが，患者と議論してしまい，口論，怒鳴り合いになってしまうことである。これらは，患者に介入する場合，我々自身が感情をコントロールできなくなる可能性があるということを示している。つまり，看護師の行動が感情によってコントロールされてしまうリスクがあるのである。そのリスクをマネジメントするために，我々は防御的に槍や楯をもつのではなく，看護師として専門的な知識と技術をもつことが重要だと考える。具体的には，患者は何を求めているのか。患者はどういう状態なのか。何がこの行動の原因となったのか。もし，あなたがその人の病歴を知っているならば，以前にもあったこのような状況で，患者に何が起きているのか。患者は何を訴えていたのか。これらを意識し，患者の表在化した面と無意識の面双方をアセスメントするという視点をもつことなどが大切であると考える。そして，患者の言葉や態度，行動の意味を知ろうとする誠実で謙虚なこころが必要であると考える。

4.2 自分を知る

4.2.1 看護師のものさし

日々，我々看護師は，病棟で勤務しているなかで患者の言葉や行動

> **ステップ 2-1：自分の自動思考を知る**
> - 我々自身がもつ患者や精神医療に対する自動思考を知る。
> - CBT を行ううえで，まず自分自身のこの自動思考をしっかりと見つめ直し理解する。
> - 自分自身の偏った評価になる恐れを防止する。
> - 自分の感覚をフラットな状態に保ちやすくすることにつながる。

から，「正常」か「異常」なのかという評価をしていると考える。では，何を根拠にそれを評価しているのか。看護師によって評価が多少異なっていないであろうか。看護師のものさしとは何だろうか。目に見えないものが多いと感じないだろうか。筆者もそうだったが，「経験」というものさしを多く利用しているのではないかと考える。先輩の行っていることを見る。助言をもらう。または，病棟で行われている精神科医療を経験する。このような精神科医療のなかで経験的に学んできたことが，いつの間にか無意識に，患者や医療を評価する「ものさし」と化しているのではないかと考える。そのものさしを通して，患者を評価していることがあるのではないだろうか。これは，我々自身がもつ患者や精神医療に対する自動思考なのである。筆者は CBT を行ううえで，まず，自分自身のこの自動思考をしっかりと見つめ直し理解することが大事だと考えている。この作業を行っていないと，自分自身の偏った評価を患者に下してしまう恐れがある。CBT は，看護師自身の考えをフラットな状態に保ちやすくすることにつながると考える。

4.2.2　あなたは統合失調症の異常知覚体験をどう考えるか？

みなさんは，幻聴や妄想に対してネガティブな自動思考をもっていないだろうか？　妄想は修正不可能なのだろうか？　臨床において，患者の妄想言動に対し「また訳のわからないことを言ってるね……」「ちょっとわからないんだけど……」などと考えている経験は誰でもあるだろ

> **ステップ 2-2：統合失調症の異常知覚体験について考える**
>
> - あなたは統合失調症体験をどう考えていますか？ 幻聴や妄想に対してネガティブな自動思考を持っていませんか？ 妄想は修正不可能なのでしょうか？
> - 看護師は以下のような自動思考をもっていないでしょうか？
>   - 妄想には肯定も否定もしないほうがよい……
>   - 関わったら調子が悪くなる……
>   - 理解できない……
>   - また言ってる……
>   - （妄想に対し）病気だよ……

う。そして、我々自身が表（ステップ 2-2）のような自動思考をもっているのではないかと考える。自分が妄想の対象になってしまうのではないか？ 関わっても結果が出ない。かえって自尊心を傷つけてしまうかもしれない。疑い深くなるのではないか？ 介入することによって妄想を強化してしまうのではないか？ 話が打ち切れない。患者が攻撃的になる。介入によってそれまでの信頼関係が崩れるのではないか。看護師は一般的に患者の幻聴や妄想に対し積極的に関わろうとはしていない、または関わる方法に困っているとは思われていないであろう。しかし、ここで、みなさんに考えてもらいたいことは、みなさん自身が認知バイアスをもっていないだろうかということである。みなさんが感じたこと、考えていることはすべて正常（常識的な範疇において）なのだろうか。他者に理解してもらえる内容なのか。たとえば、テストや試合の前には必ず決まったものを食べて、良い成績を得ようとするなどというゲン担ぎ。また、誰もいない自宅に帰宅して灯りをつけたが、しばらくして突然灯りが消えたとき、あなたはどう感じるだろう。何か不吉なことが起こる、消えた途端何か人影が見えた、幽霊を連れてきてしまったのではなどと考えたりしないだろうか。このような考えが起こるのは筆者だけではないだろう。しかし冷静に考えると、「古いから電球が切れちゃったのかなぁ」などと考えることはできないだろうか。しかし、感

じ方の程度や内容の差があるにしても，誰でもこのような認知（情報処理）をした経験があると思う。

　どうして，このように認知することがあるのか。これは，認知心理学の考え（Wells and Matthews, 2002）のなかで，認知（情報処理）は2つの異なる方向性をもった情報処理を行ったうえで決定されるという考えに当てはめることができる。1つはあらかじめもっている知識や経験，期待などのスキーマにあたるもので，「トップダウン処理」，もう1つは目や耳に入った感覚刺激を取捨選択，統合され情報へとまとめられる「ボトムアップ処理」というものである。上記の例では，実際に見た出来事は「電気が消えた，そして暗くなった」（ボトムアップ処理）ということである。しかし，ここで「不吉だ，幽霊かなぁ」などと知識や経験を利用した偏った推論ともいえる「トップダウン処理」が起こり，情報処理の最後の結論に非常に大きな影響を与えているということが考えられる。このように感覚器がとらえる情報はそのまま知覚として決定するのではなく，時にスキーマから解釈されるトップダウン処理が主体的に解釈してしまい，結果的に偏った認知（情報処理）を行い，不合理な結論に至ってしまうということがある。このことから，我々看護師，そして健常者も他者に理解されにくい偏った認知（情報処理）を行うことがあるのではないかと考える。筆者もそうであるが，夜勤中，心霊現象系の怖い経験をされた方はいないだろうか？　そのことを患者に話したら大笑いされてしまったことがある。本気だったのに……。

4.3　患者を知る

4.3.1　一目会ったその日から

　恋の花咲くこともある……などという懐かしいフレーズを聞き覚えている人もいると思うが，患者と初めて会う場面を大事にしてほしいと考えている。統合失調症の患者は結論付けることが早い。そして，その結論がネガティブなものであれば，即座にネガティブな自動思考を生み

> **ステップ3-1：患者の自動思考を知る**
> - 患者が精神科医療を受けてきた経験から，精神科医療に対してどのように考え感じているか……
> - 想像以上に我々精神科医療を提供するものが患者自身のスティグマを増強させてはいないだろうか？
> - 精神障害者は，他の障害を経験している人々よりはるかにより大きなスティグマと差別の被害者であった。
>   － 患者が看護師を見る第一印象はとても重要な場面である。
>   － それは患者との関係づくりにおける初期準備になる。

出し，さらにそのネガティブな自動思考を強化してしまう可能性がある。ここでは，患者自身の精神科医療に対する自動思考について考えてみたい。みなさんは，患者が精神科医療を受けてきた経験から，精神科医療に対してどのように感じているか考えてみたことがあるだろうか。筆者はCBTをかじりはじめ，患者と接しているなかで経験的に考えるようになった。そして，実際に当事者と話した内容はとても印象的なものであった。自分の想像以上に我々精神科医療を提供するものが患者のスティグマを増強させているようにさえ感じてしまった。Caldwell（2001）やHappell（2002）の文献でも，「精神障害は，他の障害を経験している人々よりはるかにより大きなスティグマと差別の被検者であった」などと述べられている。患者のもつ精神科医療に対するネガティブな自動思考について理解して患者へ関わるのと，理解しないで関わるのとでは，患者を理解するうえで雲泥の差が出ることにつながる。このことから，まずは患者との最初の出会い，患者が看護師を見て第一印象を抱く場面はとても重要な場面であると考える。このとき，いかに患者のもつ不安を軽減させ，安心感を高め，信頼を得ていくことが大きな鍵となると考える。だからこそ，患者との関係づくりにおける初期準備をしっかり意識しておくことが重要であると考える。

4.3.2 思考の特徴

うつ病の患者と同様に統合失調症患者にも特徴的な思考の偏りが見られる。偏りといっても，私たちも同様の偏りをもっている。しかし，統合失調症患者は健常者に比べ，明らかに程度の差や，行動に与える影響の差などに違いがあると考えられている。妄想の発生と関連性が高いと言われる推論障害，異常知覚の説明理論，確証バイアス理論，自己意識理論などが挙げられる。とくに筆者は，介入経験や研究から，Garety et al.（1999）の妄想の3つの認知バイアス仮説理論に高い信頼性を感じている。3つの仮説とは，次のようなものである。①妄想をもつ患者は少ない情報から判断してしまうこと（情報収集バイアス），強い確信をすぐにもってしまうこと（確信度バイアス），これら2つのバイアスを合わせて「性急な結論バイアス」（Jumping to Conclusion：JTC）と呼ばれている。私たちも特に感情が高ぶった際，JTCが高ぶることを経験すると考える。②心の理論障害（他者の意図を推測する歪みが被害妄想を生じるとする仮説）。これは，上司の業務上の指示や命令に対しネガティブな考えをもってしまうことなどである。③原因帰属バイアスは，抑うつのバイアスとは正反対で，ネガティブな出来事に対しては外的に帰属（他人や物のせいにする）し，ポジティブな出来事に対しては内的に帰属（自分のおかげ，自分が行ったからだ，など）しやすい傾向である。そのほか，確証バイアスとは，自分の考えなどを正当化，または確かであると説明する際，なりふり構わず一方的な自分サイドの理由説明を行うことである。ただし患者と推論障害の検討をする場合は，専門用語を使用せず，表（ステップ3-2）のような理解しやすい平易な言葉に置き換えて話し合っている。

4.4 CBTの理論とスキル

統合失調症入院患者に対して，図1のような介入を行えばすべて改善するということは難しい。筆者の経験では，思考の偏りに「気づく」こ

```
ステップ 3-2：推論障害（思考の偏り）
● 性急な結論バイアス（勘違いバイアス）
● 心の理論バイアス（KYバイアス）
● 原因帰属バイアス（自分勝手バイアス）
● 確証バイアス（言い訳バイアス）
```

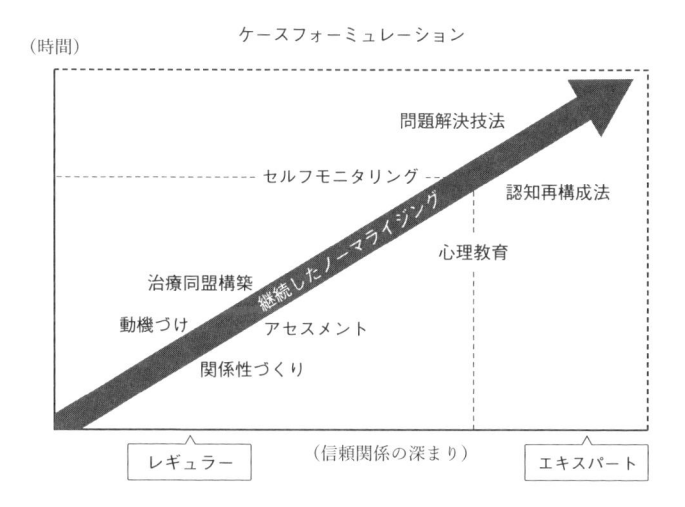

ケースフォーミュレーション

(時間)

問題解決技法
セルフモニタリング
認知再構成法
心理教育
治療同盟構築
継続したノーマライジング
動機づけ
アセスメント
関係性づくり

レギュラー　（信頼関係の深まり）　エキスパート

```
● 統合失調症を考えるシンプルなモデル（疾病モデル）
● 陽性症状の度合いを調べる指標（アセスメント）
● 陽性症状への基本介入（レギュラー介入とエキスパート介入）
```

図1　統合失調症入院患者に対する看護師のCBT介入モデル

とはできるが，認知を修正するには至らないことが多い。一般に重症化した統合失調症患者は，症状体験そのものや自分の生き方を，幻聴や妄想を使い合理的に説明しているのではないかという場面を多く体験している。長い年月をかけて統合失調症症状と共存してきたことから，無意識に自己防衛のために幻聴や妄想と深く結びついているのではないかと考える。このように深く幻聴や妄想と結びついていると考えられる患者

に対し，短期間の CBT を行っても，信念の修正まではほど遠いと考えても不思議ではない。しかし，信頼関係をベースにコツコツと患者と共同作業を行うことで，認知パターンを増やすことはできる。さらに般化は難しいが，介入者や関係者との間に信念の変容が見られる患者も経験している。また，介入そのものに対して，患者は介入に対し否定的な反応がないぶん，介入方法が間違っていたと評価はしていないが，現在進行形でつねに発展していくべきものであると考えている。したがって，以下の説明は現段階における理論とスキルということを理解して読んでいただきたい。表 2 は，石垣琢麿先生がアーロン・ベックの妄想の CBT における目標について発表されたものに，筆者の重篤な統合失調症入院患者への認知行動療法介入経験を対比させたものである。

4.4.1 統合失調症を考えるシンプルなモデル

まず，認知行動モデル（図 2）に，出来事に対する認知，行動，身体反応，感情などそれぞれを当てはめることで，出来事や知覚に対する意味づけが感情や行動にどう影響しているのかを検討することが目的となる。作業のなかでは認知的評価が重要なものと考えられている。看護師としては何よりも患者理解の向上につながっていると考えている。

図 3・4 は，主症状である幻覚と妄想が発生するメカニズムを認知行動モデルで簡単に表したものである。

スキーマとは，その人のこれまでの体験によって形作られた人生観，世界観，あるいは自己観を指している。その人にとってストレスフルな出来事が起こると，疾患に特徴的な「推論の誤り」がスキーマから自動思考を導き出すと考えられている。自動思考とは，その名の通り自動的に頭に浮かんでしまう考えで，自分の力ではコントロールが難しいと感じられる。認知行動モデルでは，幻覚や妄想といった症状もこの自動思考から導かれると考えられている。さらに，症状自体がスキーマを強化してしまうという悪循環が形成されると泥沼化し，日常生活へ大きな影

表2 妄想の認知療法の目標に対比させた筆者の介入観
(石垣 (2004) を改変)

7つの目標	重篤な統合失調症患者は？
①妄想の生物学的−認知的−社会的モデルを患者に理解してもらい，受け入れてもらうこと	その場の理解，介入者との関係性のなかでは可能
②妄想がこのモデルによってリフレーミングされること	困難
③患者と治療者は，症状を減じコーピング・スキルを改善するために，チームを組んで治療にあたること	可能
④妄想を事実ではなく1つの信念として患者に認識してもらうこと	患者によって可能
⑤妄想が感情や行動に与える影響を患者に認識してもらうこと	その場の理解，介入者との関係性のなかでは可能
⑥自己，「妄想から自由な場所」，現実検討などに関する患者の観察力を強化すること	患者によって不安定ながら可能
⑦感情や行動にまったく影響のない程度，あるいは最小の影響しか与えない程度にまで，妄想は減じられたり無力化されたりしうること	困難

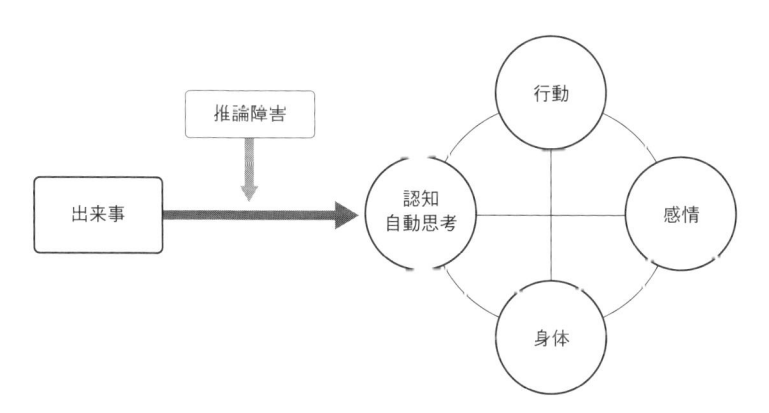

図2 認知行動モデル

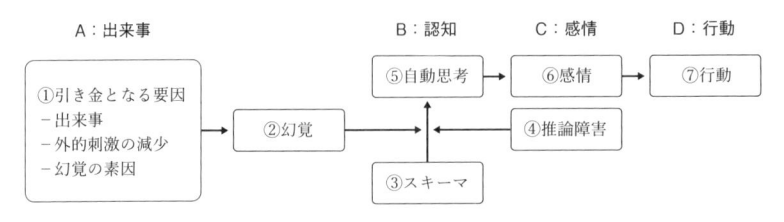

図3　幻覚の認知行動モデル（丹野，2001）

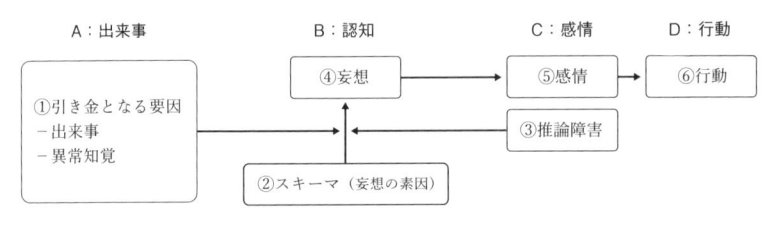

図4　妄想の認知行動モデル（丹野，2001）

響を及ぼす可能性が高くなる。

　この図から，CBTでは症状よりも，それを生み出し強化してしまう認知的偏りを標的にすることを理解していただきたい。認知のどの部分を標的として扱うポイントとなるのは，その認知に苦痛を感じているかどうか，さらに共同作業のなかから標的を同定し合えるというところである。

　標的にしやすいのは意識に上る自動思考や，特定しやすい推論の誤りである。それに比べるとスキーマは見つけにくく，しかも頑強である。だが，この部分の歪みを修正することによって，はじめて患者の苦痛が大きく改善し，再発・再燃の予防可能性が高まると思われる。幻覚や妄想をもつ患者のスキーマは多くの場合，「自分はだめな人間だ」「普通じゃない異常な人間だ」などというネガティブな思考から成り立っていることが多く，自尊心や自己効力感をいかに高めるということも非常に重要な介入となる。

| 4.4.2 アセスメント／評価
① 評価スケール

　アセスメントは，患者の問題を明確にするため，患者の変化を継続的にモニタリングし，介入の評価を行ううえで非常に重要なものと考えられる。Emma（2008）は，「統合失調症のアセスメントは，多面的でなくてはならない。（…）公式の査定法と非公式な査定法，量的な尺度と質的な尺度，そしてその他のさまざまな情報源からの情報を含むべきである」と述べている。筆者は，統合失調症患者の幻聴や妄想に介入する場合に，既存の評価スケールを使用している。多忙な病棟業務のなか，すべてを使用することは難しいため，ケースによって使いわけているというのが現状である。可能な限り2つ以上の尺度を使ってアセスメントするようにしている。そのうち1つは，BPRSなど包括的に精神症状を評価するものを使用するようにしている。主なものを以下に紹介する。また，はじめて使用する尺度に関しては，その尺度に関し自己学習した後，医師または心理療法士から使用法についてレクチャーを受けるようにしている。

　①簡易精神症状評価尺度：BPRS（熊谷ほか，1990）
　精神症状の評価を包括的かつ簡便に行うことを可能にした評価尺度である。Overall et al. により1962年に開発されて以降，多種の改訂版が作成されている。また，北村（1988）の邦訳によるOxford版も使用できる。この尺度は半構造化面接により18項目の設問から構成され，0：「症状なし」から6：「非常に高度」までの7段階で評価するものである。

　②簡易精神症状評価尺度看護師修正版：BPRS-NM（下里ほか，2012）
　BPRS-NM は McGorry et al. が1986年に看護師によって測定できるBPRSとして発表したものである。下里ほか（2012）の邦訳作成によ

り日本語版も使用できる。18項目で構成され，採点は0（症状なし）〜6（最も重症）間で評定する。BPRS-NMは医師－看護師間での相関，看護師－看護師間での一致性が高いことから，臨床実践で使用可能とされている。

③精神病症状評価尺度：PSYRATS（Haddock et al., 1999）
幻聴・妄想に関係する多次元的な質問から構成される評価尺度である。幻聴に関し11問，妄想に関し6問，0～4間の5段階で評定していくものである。項目ごとに重症度が得点化され，総合得点が計算される。

④ Peters et al Delusions Inventory：PDI 日本語版（山崎ほか，2004）
PDIは，妄想と妄想的観念を4つの次元（妄想得点・苦痛度・心的占有度・確信度）から測定する自己記入式質問紙である。40項目から構成され，被験者はまず妄想について記述された項目について，思い浮かんだことがあるかどうかを2件法（はい／いいえ）で回答する。40項目のうち「はい」と回答した項目については，苦痛度・心的占有度・確信度について，それぞれ5件法で評定する。日本語版PDIの信頼性と併存的妥当性は，山崎ほか（2004）によって確認されている。

⑤妄想観念チェックリスト：DICL（丹野ほか，1997）
妄想の主題を包括的にアセスメントする自記式質問紙である。負の感情価をもつ30項目と正の感情価をもつ21項目，合計51項目から構成される質問紙である。回答方法は「全くない」「たまにある」「よくある」の3件法による。尺度の信頼性は中程度，妥当性は高いことが確認されている。

⑥対人観念多次元アセスメント：MAPI（丹野ほか，1999）
妄想現象を総合的かつ組織的にアセスメントする目的で開発された半

構造化面接法であり，尺度は ABC 図式にもとづいて作られている。A は妄想のきっかけとなるライフイベントの評価で，B は妄想の「主題」と「形式」を調査し，C では観念の結果である「感情」と「行動」についてアセスメントするものである。評定者間の一致率も高いと報告されている。

⑦幻聴に関する半構造化面接法：SIAH（石垣ほか，1998）
幻聴現象の構造を調査するために開発された半構造化面接によるアセスメント法で，幻聴現象の包括的な理解を目指しているものである。14 の既存のアセスメント法のなかから必要な項目を網羅的に抽出し，56 個の質問項目から構成されている。各項目に対して，「あり」か「なし」かの2件法で回答していく。評定者間信頼性，再検査信頼性ともに確認されている。

⑧ Rosenberg の自尊感情尺度日本語版（山本ほか，1982）
Rosenberg（1965）が作成した尺度の山本ほか（1982）による邦訳版である。10 項目の設問で構成され，それぞれ5件法で評定する自記式質問紙である。質問項目数が少なく実施が容易であるうえ，1次元性が確認され，信頼性・妥当性ともに高いと言われている。そのため，わが国で使用できる有用な尺度のひとつとされている。

⑨ Beck's Depression Inventory：BDI（狭間ほか，1989）
Beck et al. により臨床的な観察と患者の訴えに基づいて作成されたテストである。「悲しみ」「自責感」などの 21 項目で構成され，それぞれの項目について自分にあてはまる文章を選ぶ形式である。臨床上，研究上最も多く利用されている質問紙であり，エビデンスが蓄積されている質問紙として認識されている。

⑩こころの記録表・空耳記録表

思考記録表を日記風にアレンジしたもので，工夫すれば誰でも作成できるものである。ターゲットをそれぞれ妄想にしたもの，幻聴にしたものがある。セルフモニタリングの機能も含んでいる。また，エピソードごとに確信度と苦痛度を0〜100%で評価するようになっている。

②認知行動モデルに基づいたアセスメント（図5・6）

このアセスメントでは，認知行動モデルに，状況，自動思考，感情，行動，身体反応などを落とし込み，問題を具体的に分析する。そして，患者の認知行動モデルの事例をたくさん集めることによって，患者の評価や信念に特徴的な傾向やテーマがあるかどうか検討し合う。

一般に出来事，思考，感情，行動などを分けて記入する思考記録表というものがある。まずは，出来事と感情の記録だけを行い，自動思考を導き出す作業を行う。記録に慣れてきたら，思考，行動も記録する。このように自分の出来事に対する思考，行動などの過程を紙面に書き出すことで，自分の思考，行動を客観視することができる。筆者は図5・6の「認知行動モデルに基づいたアセスメントシート」を使用している。

③Life MAP（生活・成育歴による分析）作成によるアセスメント

このアセスメントは，過去と現在がどのように影響し合って現在の問題が生じたかを，患者とともに検討する。さらに，過去のエピソードが患者の脆弱性にどう関連しているのか検討する。ホワイトボードなどを利用した面接を通して，患者の生き方を振り返る。たとえば，子どものころ，学生のころ，社会人になったころ，それ以降のころについての経験や思い出，家族や友人との関係，統合失調症の症状（つらいこと）との格闘はどのくらい，どのように行ってきたのかなど。これらについて患者の生きてきた過程を理解するため慎重に友好的に話し合っていく。知っておかなければならないこととして，信頼関係ができて互いに人と

● Exercise1―やってみよう！
まず自分の身の回りの出来事からやってみる（自分の例）

推論障害
JTC

出来事
心理士が目を
合わせない

認知
無視？なんか
やっちゃったかな？

行動
会わないように
逃げだす

感情
不安・焦燥

身体
ソワソワ

図5　認知行動モデルに基づいたアセスメント例1

● Exercise2―やってみよう！
患者と接しながらやってみる（患者の例）

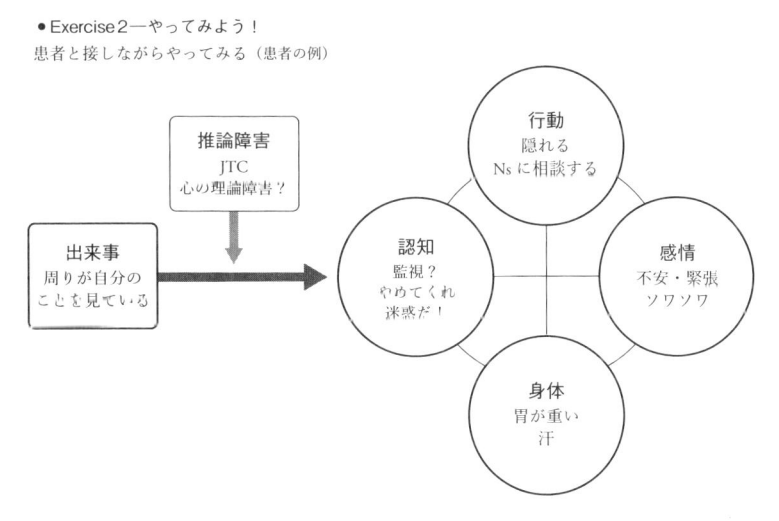

推論障害
JTC
心の理論障害？

出来事
周りが自分の
ことを見ている

認知
監視？
やめてくれ
迷惑だ！

行動
隠れる
Nsに相談する

感情
不安・緊張
ソワソワ

身体
胃が重い
汗

図6　認知行動モデルに基づいたアセスメント例2

して理解できる部分が増えてくると，時折，患者から「来ないでください！　あなたに私の考えを読まれてします……」などとアクティングアウトされることがある。これは，患者がこれだけ他人に人として自分というものを理解してもらえた体験が少ないことから，不安になり，防衛機制が働き，「自分を知ってもらえている⇒自分の考えを知られている⇒読まれている」という認知のプロセスが影響していると考えられる。この場合，必ずそういう時期が来ることは想定範囲内と考え，取り乱さず，じっくりと「何が起こっても私はあなたを応援し続けるよ。不安だろうけども乗り越えようよ」というメッセージを送り続けることが重要である。

4.4.3　介入
① 介入の流れ

　みなさんは，看護師が行うCBTを特別なもの，個別で面接していくものだと考えていないだろうか。確かに，しっかり構造化した面接を行っていくものでもある。しかし，筆者が考え実践しているCBTは，臨床の現場で，それもタイムリーに行うことを重視している。出会いの場面から，信頼関係を築いている段階，介入が始まった段階，認知に関して検討が始まった段階，思考の偏りに気づきはじめた段階まで，すべてのステージにおける関わりそのものをCBTと考えている。患者は病識が乏しく，コンプライアンスも低く，暴力のリスクも高い。言葉とは裏腹にセルフ・スティグマも強くもっており，患者自身も自分に対し「回復をあきらめる⇔あきらめない」というアンビバレンスな状態にあると考える。これらの反応に対し直接介入するために，CBTの理論とスキルをタイムリーに実践する。既出の図1は，時間軸と介入方法軸に基づき，主な介入内容を表したものである。ただ，時系列的な介入の順序も大切であるが，臨床現場にいる看護師にとって，患者の対応は待ったなしの状態である。信頼関係をベースにヒットエンドランのように同

時に違うスキルを使わなければならない。難しいことであるが、臨床の看護師だからできることとポジティブに捉えてもらいたい。

　介入はレギュラーとエキスパートの2つのレベルに分けられている。これは臨床看護師の現実的な能力と経験の問題と、さらに臨床の一般看護師にどこまで求めることができるのか、または臨床で他の看護業務を行いながら、どこまで実践可能なのかという問題である。臨床の看護師にとって、新しい業務やスキルを行っていくことは非常に厳しいものであり、看護業務量も年々増加している状況もある。臨床で実際にCBTを根付かせるためには、必要なところと可能なら行うというところを分ける必要があったからである。また、筆者が院内外において精神科の看護師に向けて統合失調症のCBTについて指導する経験のなかから、自分自身のプレゼンテーション能力の低さを感じつつ、受講者のアセスメント能力の深化とケース・フォーミュレーション理解の難しさを何度となく経験した。1回のワークショップで得られるものには限界がある。そこで、確実に臨床でこれならやってみようと自分のものにできるものを確実に伝えることが臨床に少しずつ根付くことにつながると考えるようになった。しかし、個人的にエキスパートとは精神科認定看護師であり、精神看護専門看護師であると考えている。自分の活動時間を持っている看護師（施設内において専従や専任として認定看護師または専門看護師活動を行っている看護師の方。もしくは、所属先の業務以外に施設内を横断的に活動できる時間を持っている認定看護師や専門看護師）には、ぜひCBTを身に付けていただきたいと考えている。

② **関係性づくり**（図7）
　精神科看護師は一般的にコミュニケーション能力が高く、関係性を構築することも上手だと考えられていないだろうか。しかし、患者は思考の偏りが強く、生活スキルも低下し、統合失調症の陽性症状も持続している。また、コミュニケーションが取りにくく、対応が難しい患者もい

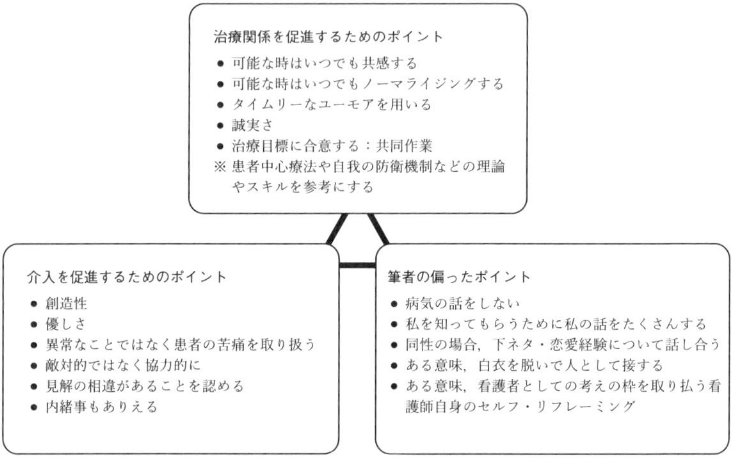

```
┌─────────────────────────────────┐
│ 治療関係を促進するためのポイント │
│ ● 可能な時はいつでも共感する    │
│ ● 可能な時はいつでもノーマライジングする │
│ ● タイムリーなユーモアを用いる  │
│ ● 誠実さ                        │
│ ● 治療目標に合意する：共同作業  │
│ ※ 患者中心療法や自我の防衛機制などの理論 │
│   やスキルを参考にする          │
└─────────────────────────────────┘
```

- **介入を促進するためのポイント**
  - 創造性
  - 優しさ
  - 異常なことではなく患者の苦痛を取り扱う
  - 敵対的ではなく協力的に
  - 見解の相違があることを認める
  - 内緒事もありえる

- **筆者の偏ったポイント**
  - 病気の話をしない
  - 私を知ってもらうために私の話をたくさんする
  - 同性の場合，下ネタ・恋愛経験について話し合う
  - ある意味，白衣を脱いで人として接する
  - ある意味，看護者としての考えの枠を取り払う看護師自身のセルフ・リフレーミング

図7 関係性づくりのポイント

る。さらに重症化したケースでは，とりわけ衝動性や攻撃性が高く，患者から暴力行為を受ける可能性もあり，関係性のつくりにくい患者が多いと考えられる。このような患者と接する場合，看護師は，精神的に疲弊したり陰性感情をもつなど非常にストレスフルな状態に陥る可能性がある。ここでは，「患者との人間関係・信頼関係を築く」ことと，「患者を理解する」ことに絞って説明をしていく。

　まず「筆者の偏ったポイント」のところで誤解を受けないために説明を加える。下ネタ・恋愛経験についてであるが，冗談ではなく本気で書いている。特に重症の統合失調症患者のなかには思春期に引きこもっていたケースも少なくない。中学，高校と楽しんだり悲しんだりする貴重な年代に引きこもっていたことから，同性や異性とのコミュニケーション経験が不足している。心理的に孤独な状態であり，すべての悩みや苦痛を独りで解決してきたと考えられる。自分を守るために，ある意味合理的に問題を解決しようとしてきたのではないかと考える。恋愛経験も

少なく，異性との接し方も自分流のものしかもっておらず，自我を防衛するために女性看護師へ被害的念慮をもつという場面も，臨床では経験しているのではないかと考える。恋愛や異性というテーマは，誰でも興味があるものであると考えられることから，関係性を保ちながら，しっかりと異性や，恋愛について治療的に話すことは，患者の偏った認知に良い影響を与えることにつながる。そして，看護者に対し，人として信頼するという姿勢につながるのではないかと考える。

③ 動機付け

　重症化した統合失調症患者には，長期間入院生活を送っている方が多くいる。彼らは，これまでの入院治療経験から，精神医療に対し否定的な考えをもっている場合がある。病状が安定しにくく，暴力行為などの問題行動も周期的に起こることから，病棟運営上，管理的または強制的な治療を結果的に受けてきた経過もあったのではないかと考えられる。さらに看護者側からの偏った見方をすれば，病識も乏しく，治療にも拒否的な患者とも言えるかもしれない。そういう患者に対して，どのように治療動機を高めていけばよいのか。みなさんは，普段あまり意識せず，患者が治療を受けるのは当たり前というような自動思考をもっていないだろうか。病棟ルールは必ず守るもの，薬を飲むのは当たり前，消灯時間になったら入眠する，これらは当たり前なのだろうか。まずは，看護師のこのような自動思考を取り払わなければ，患者の治療動機を高めるような関わりをもつことは難しいのではないだろうか。

　動機付け面接に関してよく聞く話であるが，「みなさんは，今まで当たり前のように行ってきたことを変えることと，行ってきたことを変える必要がない理由を説明することと，どちらを選びますか？」と言われた場合，ほとんどの方が後者を選ぶのではないだろうか。また，困ったときや迷ったとき，いつもと同じパターンの解決策を取っていないだろうか。さらに，生活習慣病になってしまったのに全く生活を変えようと

しない，変えることができないのはなぜだろうか。このように我々の生活に置き換えても，変化するということは難しいことである。

そして，アンビバレント（両価的）な経験は一般的なものであると理解することも大切である。誰もが，「わかっちゃいるけど，やめられないなぁ」「良くないことだが，やってしまうんだよなぁ」などと葛藤し悩む経験を誰ももっている。病棟にいる患者も同様に，「薬は大事なんだろうけど，飲みたくないなぁ」などとアンビバレントな経験をする。我々看護師は，患者のアンビバレントな経験も理解する必要がある。このように理解していることで，「薬は飲まないといけない」などという考えに基づく対応は減少するのではないだろうか。

では，どのように患者の治療動機を高めていくのか。基本的には支持的な関わりを継続的に行う。指示的に関わり議論することは，抵抗を生むだけで，患者はさらに自己防衛に走り，看護師との関係性も悪化する怖れがある。この解釈には，動機付け面接の考えが参考になる。Miller and Rollnick（2007）は，「人が変化するためには準備が必要である。そして，行動を起こすまでにはいくつかの段階がある。段階毎に適切なコミュニケーションの仕方，戦略がある」と説明している。表3は変化する段階を表したものである。この段階を参考にしながら患者の心理をアセスメントしたうえで関わりをもつことが大切である。

④ ノーマライジング（正常類似体験・比較説明法）

ノーマライジングは，CBTを行ううえで最も重要で継続的に行っていく必要性の高いものであると考えている。統合失調症の異常知覚体験体験は疾患に基づく特異的な体験ではなく，誰でも特定のストレスフルな状況下に陥ると，実際は健常者もよく似た体験をすることがある。たとえば，自分の応援しているプロ野球チームが連敗続きで，誰が見てもリーグ優勝には程遠い状況でも，自分の希望や信念を後押しするような勝手な理由付けを行うことがある。これは，確証バイアスというもので，

表3 変化の段階表

変化の段階	患者の状況	関わり方
前考慮段階	何も気づかず，やる気なし，変わる見込みなし	共感，支持的関わり，変化の利点に話をもっていく
考慮段階	情報や話に興味を示す，何かやってみようと試みようとする言動がある	支持的関わり，情報提供，正のフィードバック
準備	新しい行動を起こす準備ができている	目標の設定，準備を進めていることに対する賞賛，他のサポート準備をしておく
行動		望ましい行動に対する強化，気持ちのサポート

　健常者は誰でも経験しており，社会的にも認知されている体験である。このようにして，患者の体験を特別なものとして扱うのではなく，内容や程度の差はあるにせよ，誰でも体験することがあるということをしっかりと患者に説明することがノーマライジングである。この介入を筆者は非常に重要なものと位置づけている。患者が困っている，悩んでいる場面において，必要時にしっかりとこの介入を行うことで，患者の不安感を軽減し，自尊心を高めることにつながると考えている。そうすることで，統合失調症の異常知覚体験から自ら異常だと烙印を押している頑強な患者の信念が，少しずつ緩くなることを目的としている。

　チームとしてすべての看護師がタイムリーにその場でこの介入を行うことで，より効果が得られ，患者との治療的な信頼関係も飛躍的に向上するものと考える。重要な介入であるため事例を紹介する。筆者の印象では，この介入を継続的に徹底して行うことだけでも患者の苦痛を和らげる効果が十分得られると感じている。

事例1：「いやっ，何にも聞こえてません！」
　→聞こえる人もいるんですよ……，誰でも正体不明の声が聞こえる可

ノーマライジングのポイント
(例－初回入院患者ケースでのポイント)

① あなたは，統合失調症の診断を告知されました。そして，入院になりました。どのような気分になるでしょうか？　または，どのような考えが頭に浮かびますか？
② ①での考えや気持ちに対する自分が統合失調症だと少しでも理解できるように役立ちそうなことを考え，想像する。どんなことをしてもらえたら，少しでも気持ちが楽になるのか考える。
③ ①②で考えたことを踏まえ，入院患者のケアニーズをアセスメントしたうえで，ノンバーバルな関わりにも配慮した言語的介入を慎重に行う。「あなただけではないんですよ！」と伝える。

※ Wright et al.（古川 監訳，2010）参考

統合失調症におけるノーマライジング

- 患者は周囲から相当なスティグマが与えられている。
- 患者自身の偏ったネガティブな自動思考によって，自分を恥じる気持ちと自責感が高められている（セルフ・スティグマ）。
- ノーマライジングすることで，偏った思考を修正する（やわらげる）。信頼関係を高める。セルフ・スティグマを軽減させる。

能性はあるんですよ……（以下，幻聴の説明）

事例2：「おれのこと，おかしいと思ってるんだろ！」
→おかしくないですよ，ちゃんと話はわかりますよ！　人間24時間365日おかしな人なんていないじゃないですか……

事例3：「すみません，体中あちこち痛くて……どこか悪いんですかねぇ？　ガンじゃないかと……」
→いやぁ～，同じ40代じゃないですか。中年真っ盛りになると理由もなくあっちこっちと痛くなることがよくあるんですよ。私もつねに腰が痛いです。おっさん病だと考えていいじゃないですか……

⑤ 心理教育とCBTの学習

　心理教育に関しては，すでに参考できる多数の書籍があることから，

簡単に説明する。心理教育は一般に病気や治療などに関する知識・情報に触れる場，対処方法について話し合い工夫する能力を伸ばす場，そして，参加している者同士が支え合い，気持ちが楽になれる場といった構造をもっている。次に，心理教育を行う過程において，介入者は知識を提供したうえで，患者の精神病体験を「どう体験しているか」という形で理解していくことが大切である。さらに患者の言動を注意深く観察し，患者の精神医療に対する自動思考を吟味していく。そして，患者はグループのなかで自尊心を回復し，障害や困難に対する具体的な対処の仕方を身につけていくということが目標となる。しかし，重症化した統合失調症患者のグループにおいては，患者間の相互作用はほとんどなく，介入者と個々の患者とのコミュニケーションがほとんどで，グループではあるが同じ場所で個別に面接しているような状況である。

　CBTを行っていくうえで必要なもののひとつに，CBTの考え方，言葉（専門用語）の意味，どのように行っていくのかなどをしっかり学習していく介入がある。患者によって理解の差があり，ワークシートを用いながら学習するケースもあれば，実際にCBTを行いながら学習するというケースもある。いずれにせよ，どのような形であっても学習は必要である。

⑥アセスメントシートによる検討（スポット・フォーミュレーション）とケースフォーミュレーション

　この介入は，前項で説明した通りエキスパート介入に位置付けられている。レギュラー介入を確実に行い，さらにステップアップした治療的介入を目指す場合に行っていただきたい。

　個々の患者がどのように問題を形成してきているのか，その事例の個別状況における問題や障害の学習メカニズムに焦点を当てた介入方法である。筆者は，患者がトラブルに陥っている，または問題を抱えている場面ですぐに図8のシートを利用して情報を集め（慣れている場合は頭

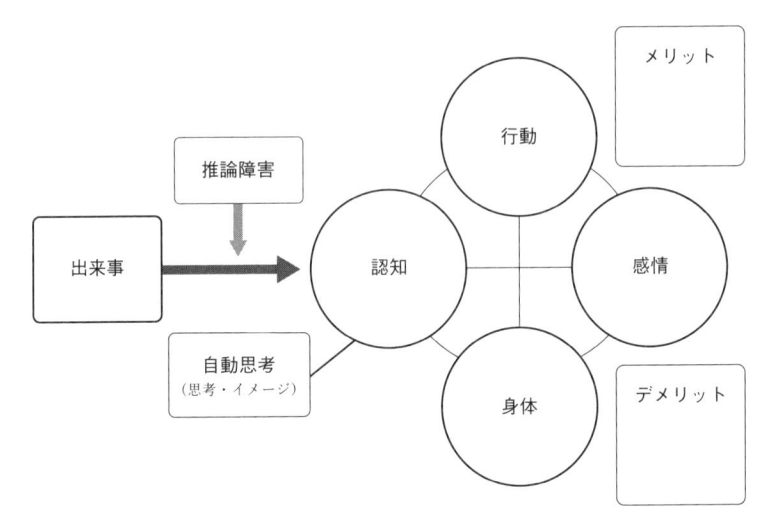

図8 スポット・フォーミュレーション

のなかで），患者とともに事象の分析を行い，患者の問題のメカニズムについて検討していく。まず，推論障害のどの部分が大きく関連しているのかを患者とともに検討していく。これまでの経験では，推論障害が重なっているほど，妄想が頑強で攻撃性も高く，暴力行為に発展する場面が多いと感じている。また，オプションとしてバランスシート的にその認知と行動に対するメリットとデメリットも検討する。さらに必要時，リフレーミングも行う。リフレーミングとは，フレームを組み直すことで，一度考えを組み外し，再び違った組み立てを行うことである。介入時には，違った考え方を検討したり提示したりすることで，偏った考えを変容させること，または偏った考えの確信度を低下させることが目的となる。筆者は独自にこの作業のことを「スポット・フォーミュレーション」（図8）と呼んでいる。これは行う作業内容の違いをわかりやすくするために名称を変えたものである。その後も事あるごとにスポット・フォーミュレーションを行い，問題発生メカニズムに対する仮説を

立て，患者とともに検討しケース・フォーミュレーション（事例の概念化）を図る。通常ならここで介入計画を立て，介入，評価と展開していくのだが，筆者が介入している重症の統合失調症患者においては，患者自身が「ん……変だな」または「ちょっと考えすぎなのかな……」などと自分自身の認知行動パターンに対して常識の範囲を超えているのではないかという気づきを感じてもらう，または経験してもらうまでの介入に留まっている。これは課題でもあるが，多数の患者が長期に入院しているため，トラブル内容がいつも類似しており，計画を立て実践しても同じトラブルが起こり，治療環境と患者の重症度による限界ではないかと考えている。しかし，継続して行っていくことで，仮説を検証することができ，問題を明確化することができる。図9はスポット・フォーミュレーションの1事例である。図10は統合失調症の陽性症状の認知モデル図である。この図を参考にケースフォーミュレーションを進めていく（図11）。

| 4.4.4　認知療法的技法

　ここでは，看護師が認知再構成法を行う方法について説明する。いわゆる認知再構成法を臨床で実施してみると，なかなか上手く行かず，とてもポジティブな雰囲気ではなく，互いに悩みながら実施していることがある。筆者の経験でも，いつの間にか患者と一緒に認知再構成法の枠のなかへ無理やりねじ込む作業になっていたことがある。無駄な時間を費やしているとは思わないが，患者によって，「こんなの，やってられるか！」「もういいよ」などと投げ出してしまい，介入できなくなることもある。そのため，看護師が行う認知再構成法は参加者すべてが面白おかしく実施できることを目指したい。楽しくなければ継続はできないのだから，楽しい経験のなかで認知行動理論や認知再構成法を自然に学んでもらいたい。ここではその一例として，「感変えるプログラム」を紹介しよう。

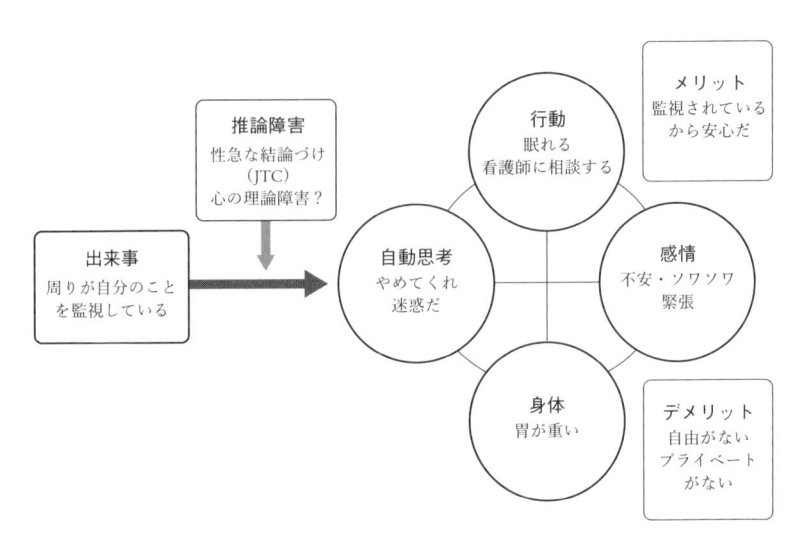

228 | 看護のための認知行動療法

図9 スポット・フォーミュレーションの1事例

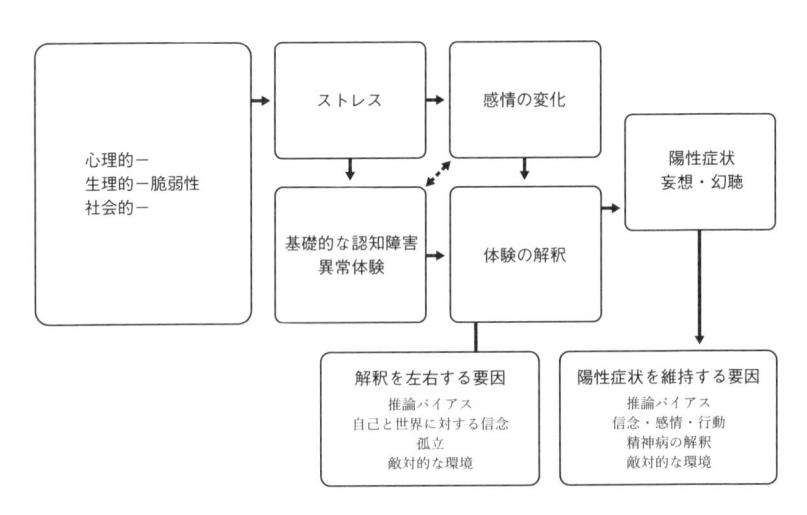

図10 統合失調症の陽性症状の認知モデル（Garety et al., 2001）

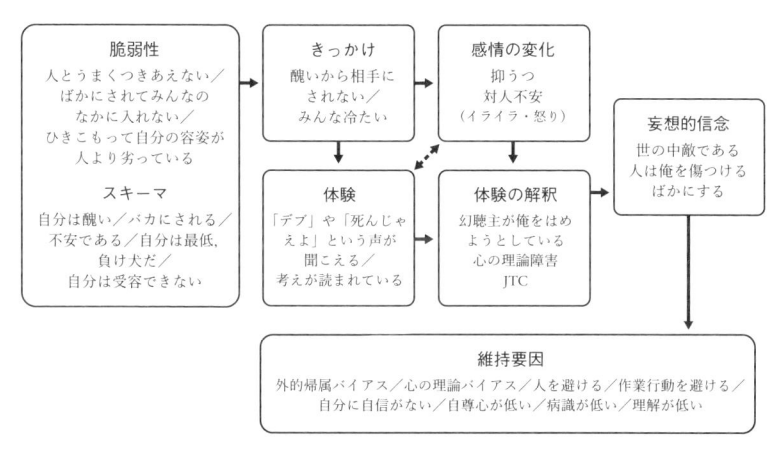

図11　ケース・フォーミュレーションの例

● 感変えるプログラム

①感変えるキューブ（Cognitive Cube）

　必要物品――サイコロ（図12）。各面にそれぞれ，考え，行動，気持ち，身体の変化，Negative life，パスと記載されている。Negative life とは，出来事があった時点での自分の心理的・物理的環境の状態をネガティブなイメージを膨らませ答える。イベントをイメージしてもらい，サイコロを振った参加者が出た目の項目について，自分の考えを答える。そして，感変える MAP（図13）のなかに記入していく。MAP 内の項目が揃っていれば，MAP の形状等は自由に作成することができる。

①目的：ゲームを行いながら，自然に楽しく認知行動モデルを理解し覚えてもらう。型にはまらない自由な楽しい意見を出すことに慣れてもらう。安全で楽しい場・時間である認識をもってもらう。
②方法：可能なら患者5名前後と看護師1名のグループをつくる。看護師がファシリテーターとなる。時間は15～30分。その後，ファ

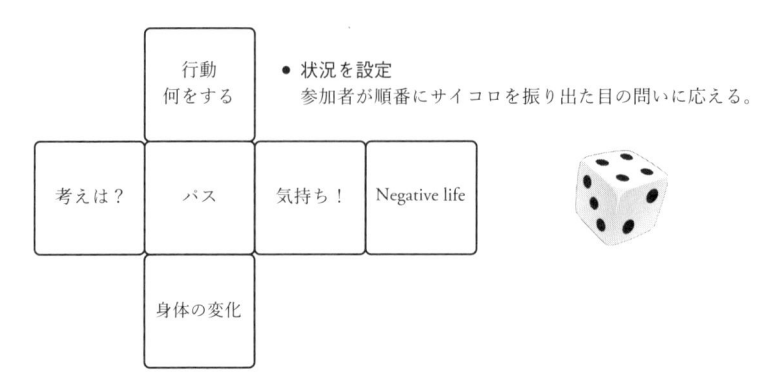

図 12　Cognitive Cube

シリテーターによる振り返りを行う。認知行動モデルに沿って出た意見について検討する。トータル45分程度である。
③取り扱うイベントを決める：筆者のグループでは「感変えるカード」というものを作成し，患者にカードを1枚引いてもらいイベントを決定している）イベント内容は一般的に面白おかしい内容のものにする。普段患者が体験するような内容のものは最終段階で取り扱う。
④進行方法：参加者1名ずつサイコロを振ってもらい，出た目の項目について自由に答えてもらう。ありえないことでもOKとする。ファシリテーターは記録も行う。
⑤振り返り：振り返りでは，ありえること，ありえないこと，ユーモラスなこと，危険なことなどを検討する。Negative lifeから認知行動モデルの流れの中でのつながりについて検討する。出来事が行われたとき，または行われる前の自分自身や自分をとりまく環境におけるネガティブな因子（Negative life）はなかったか認識できることは重要である。そして，それが認知行動モデルをどのように影響しているかを検討することがさらに重要となる。
⑥ファシリテーターの役割：ファシリテーターは枠を取り払い，自由

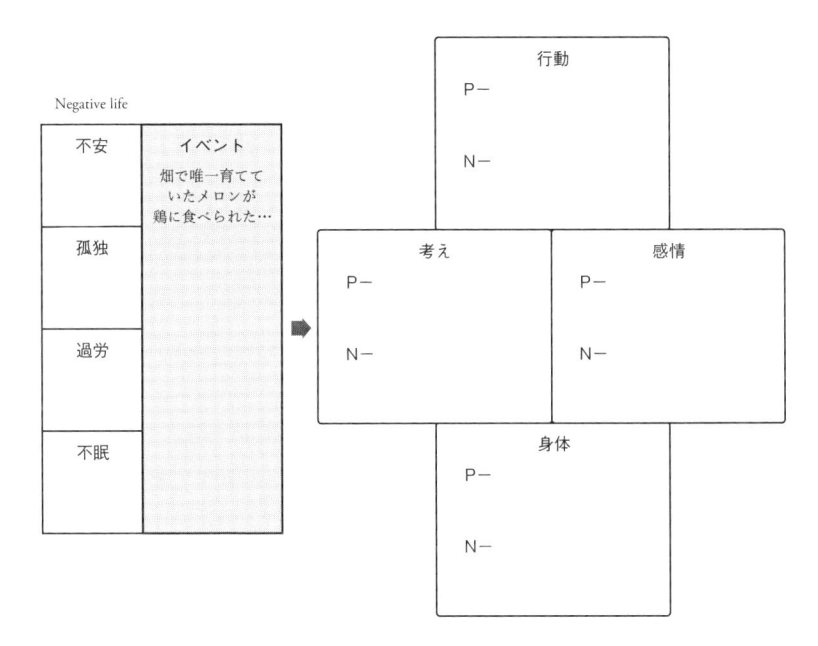

図13　感変える MAP

な意見が出るよう，楽しい雰囲気を大事にする。
⑦終了：認知行動モデルを理解したところでプログラムは終了とする。

②感変えるゲーム——修正版認知再構成法（flexible-cognitive reframing）
「感変えるキューブ」のゲームには，認知再構成法を実践するための修正版もある。ワークショップ等に参加して認知再構成法を学び，テキストで復習し理解を深めたうえで，実際に臨床で試してみる。または，患者がお付き合いしてくれるようなケースで臨床での実践が始まるのではないかと考える。介入者側の能力や経験の問題も重なり，上手く行かないことが多く，筆者自身も迷いながら行ってきた経験がある。また，患者側が理解しにくい，自らの考え以外の考えを見出すことが難しいな

どの理由から，ワークショップやテキストのような認知再構成法の実施は難しいと肌で感じている。介入者の能力不足だと言われればおしまいになるが，特に，「根拠→反証⇒適応的思考」という介入者側からみるプラチナラインは患者にとっては針の筵，茨の道に他ならないと感じられる場面を経験する。このような考えから，テキスト通りではなく，修正や工夫を施した方法を作成するに至ったのが「感変えるゲーム」である。コンセプトは，一緒におもしろく楽しく実施できるための時間・場を設けるということである。介入者側は，患者が考えやアイデアを出しやすい環境を作るよう十分配慮する。

イベントをイメージしてもらい，参加者が順番に自分の考えを答える。そして，「感変えるシート」（図14）のなかに記入していくものである。シート内の項目が揃っていれば，どのような形に作り替えても可能であり自由に作成することができる。

①目的：この修正版は，偏った自動思考・推論障害に焦点化し，認知を柔らかく広げることと自分の考え以外の考えをたくさん提示することができるトレーニングとなることを目的にしている。ゲームを行いながら，自然に楽しく，型にはまらない自由な意見を出すことに慣れてもらう。反復訓練を行うことで，いろんな考えを自然に考えられる癖を身に付ける。また，自分のネガティブな自動思考や過度の一般化などの偏った思い込みに気付くトレーニングである。さらに偏った考えは誰にもあると気づき，認識できることをトレーニングすることも目的としている。

②方法：「感変えるキューブ（Cube）」で認知行動モデルを理解したうえで，このゲームを行う。可能なら患者5名前後と看護師1名のグループをつくる。看護師がファシリテーターとなる。時間は15〜30分。その後，ファシリテーターによる振り返りを行う。出た意見について検討する。トータル45分程度である。

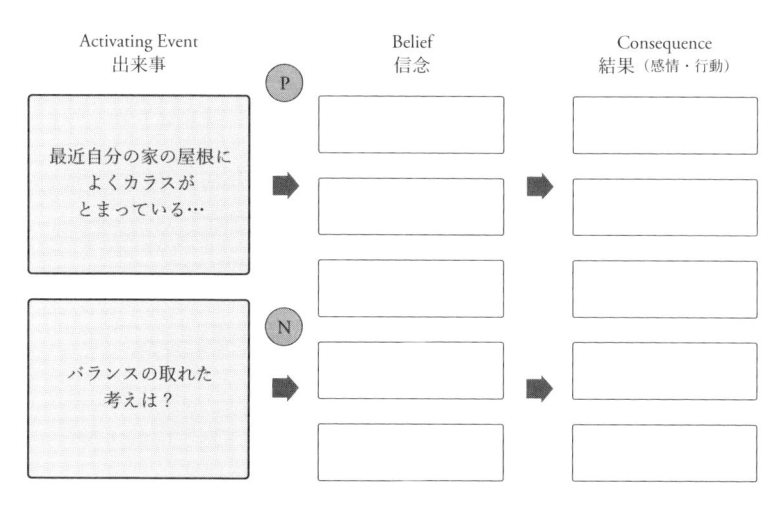

Activating Event 出来事		Belief 信念		Consequence 結果（感情・行動）
最近自分の家の屋根によくカラスがとまっている…	Ⓟ →		→	
バランスの取れた考えは？	Ⓝ →		→	

図14　感変えるシート

③取り扱うイベントを決める：感変えるキューブでも使用している感変えるカードを患者に1枚引いてもらいイベントを決定している。イベント内容は一般的に面白おかしい内容のものである。普段患者が体験するような内容のものは最終段階で取り扱う。

④進行方法：ファシリテーターから順番にイベントに対する考えを答えていく。単純に順番通り答えていても楽しくないので，3分間タイマーをかけながらハラハラドキドキ感を味わいながら答えていく。面白おかしく工夫するなど，ちょっとしたことに気を配ることが継続して楽しく実施できる上で重要となる。回答もありえないことでもOKとする。ファシリテーターは記録も行う。

⑤ゲーム進行の例：はじめはノーマルに順番に回答していく方法を取り，なかなか意見が出ない，考えることが難しいという体験をしてもらったうえで，さまざまな工夫を取り入れながら，工夫次第で考えが出ることをと体験してもらうことが重要である。

いろいろな考え方を出すコツ

- 仲の良い友達だったら，なんて考えるだろうか？
- 信頼しているあの人ならなんて考えるだろうか？
- 孫悟空だったら？　ベジータだったら？　神様だったら？
- のび太だったら？　ジャイアンだったら？　ドラえもんだったら？
  などなど，いろんな人たちに登場して助けてもらう！

⑥検討：考えによって，それに伴う感情に違いがあることを参加者で共有し合う。生きていくうえではこのようなことが繰り返し体験するという認識をもってもらう。また，考え（受け止め方）の違いで感情をコントロールできる可能性についても検討し合う。

⑦振り返り：振り返りでは，不快な感情をもたらす考え方を中心にありえること，ありえないこと，ユーモアなこと，危険なことなど検討する。参加者がいろいろなことを考えられるようファシリテートする。さらに参加者個々に自分にとって妥当だと考えられる考えはどれになるだろうと考えてもらい，決定したら理由とともに発表してもらう。何度かゲームを行うと意見が出やすく数も少しずつ増えてくる。振り返りのなかで危険な考えについて，全員で検討し決定する。次にその考えの根拠として考えられることについて，再び3分間タイマーをかけながら回答してもらう。同じような手順で今度は危険な考えに対する反証を行っていく。最後に根拠と反証からバランスの取れた考えについて検討していく。

⑧ファシリテーター：ファシリテーターは枠を取り払い，自由な意見が出るよう，楽しい雰囲気を大事にする。

⑨終了：ゲームを通して認知再構成法の枠組みや方法をある程度理解でき，イベントに対する柔らかな複数の意見を言うことができたところで，ゲームは終了とする。ここから，参加者個々と話し合い自分の生活のなかでの出来事を取り扱ったゲームを行っていくか確認

振り返りのポイント

- あいまいな証拠で結論づけていることが多くないだろうか？
- 見落とし，忘れている事実はないだろうか？
- 結論の急ぎ過ぎや他の可能性は考えられないだろうか？
- 過去の経験から役に立つことはないだろうか？
- 今，自分で行えることはなんだろう？
- 考え方について○とか×と評価するのではなく，その考えを持つことがその人の感情にどのような影響を与えているのか？

し，同意のうえで個別にゲームを行っていくことになる。個別ケースも感変えるカードを利用したものから始め，徐々に自らの出来事を扱うようにするという準備が重要である。

これらの介入は明確にエビデンスを得られているものではないが，筆者が臨床で手ごたえを感じたことを中心に説明を行ってきた。臨床の看護師が統合失調症入院患者へCBTを行ううえでの考えやスピリットのようなものは感じ取ってもらえたのではないかと考える。今後，介入研究を行い，成果を報告していく義務があると考えている。

5 おわりに

簡単ではあるが，筆者の経験から統合失調症患者に対するCBTについて説明した。最後にみなさんへお伝えしたいことは，認知行動療法理論や技法も重要なことであるが，患者との治療的な信頼関係があってのことだということである。技法によって認知の変容などの効果が得られるのではなく，介入プロセスそのものが，関係性を強化することにつながり，治療効果を得られるのではないかとさえ感じている。理論・技術の前に，どれだけ人として関わり，人として理解し合えたのかということによって，自尊心が高まり，精神病体験が改善していくのではないか

と考えている。そして，心理的な専門治療を看護師がそのまま行うのではなく，看護師がその専門療法を臨床のなかで進化させるという強い意識をもってもらいたいと考える。「人は人によって変化する」という言葉で結びにしたい。

資料──看護師による臨床での介入例

患者Aさん（以下Aと称す）：「駅前に買い物に行きたいんですが，サンダルだと不審者だと思われますかねぇ？」

対応看護師（以下Nsと称す）：「駅前へ買い物に行きたいんですか……？」

A：「はい，そうです」

Ns：「何を買いたいんですか？」

A：「いやぁ〜いろいろ見たいんですよ」

Ns：「いいですね！　楽しみですね！」

A：「はい，楽しみです」

Ns：「でも，なんでサンダルだと不審者だって思われると思うんですか？」

A：「いや〜，サンダルだと変でしょ，すぐ警察に職務質問されちゃうでしょ」

Ns：「サンダルって大変なものなんでしょうか〜？　私もサンダルで歩いたことが何度もありますが〜，警察に呼び止められたことは〜，ちょっとないんですけど〜」

A：「……あぁ，そうですかぁ」

Ns：「サンダルを履いていることは悪いことだと思いますか？」

A：「いやぁ〜そんなことはないけど……，自分は総務省にマークされているから……」

Ns：「総務省にマークされていると，どうしてサンダルだめなんですか？」

A：「自分は特別に監視されているから…」

Ns：「あっそうですか，総務省に監視されているから心配なんですね」

A：「そうなんです」
Ns：「だとしたら，サンダル履きは問題ないんじゃないですか，まだ，暖かい季節だから，サンダル履いている人はたくさんいると思いますよ，サンダル履きが悪いことだとしたら，たくさんの人が職務質問されちゃいますよ」
A：「そうですね，アハハハ……」
Ns：「それから，総務省に監視されているということですが，つらいんですか？」
A：「はい，つらいです」
Ns：「外に行くと常にそう感じるんですか？」
A：「はい，いつも感じます」
Ns：「いつも，監視されていると常に強く感じているんですか？」
A：「はいそうです」
Ns：「それはつらくて苦しいですね」
A：「はい」
Ns：「いつから，監視されているんですか？」
A：「いや〜もう何年も前からです」
Ns：「どうして，監視されるようになったんですか？」
A：「はい，昔，警察とトラブルになったとき，総務省はなにをやってるんだって怒鳴っちゃったんですよ，そしたら，警察の人が，なんだこいつはって，構えられちゃって，それからです」
Ns：「そういうことがあったんですか，大変でしたねぇ」
A：「はい，ずっと困ってます」
Ns：「これは大きな話だから，どうして監視されているかってことは次回からしばらくじっくり話し合っていきませんか？」
A：「あっ，よろしくお願いします！」
Ns：「で，さっきの買い物の話に戻るけど」
A：「はい」

Ns：「買い物に行くと監視されて不安だって言ってたでしょ」
A：「はい，そうなんです」
Ns：「これは，提案なんですが，こう考えることはできませんか，監視ではなく，見守られているって，危険な目に合わず，安全に買い物ができるって考えられませんか！」
A：「ん〜ん……，どうかなぁ」
Ns：「Aさんはいつも外で良からぬことをしてるわけではないでしょ」
A：「はい」
Ns：「じゃ，いつもどおり，楽しく買い物をすれば，なんの問題も起こらないんじゃないですか」
A：「そうですねぇ」
Ns：「だから，総務省が監視しているって考えたり，感じたりせず，監視じゃなくて護衛，見守りされていると考えたらどうでしょうか！」
A：「ん〜ん」
Ns：「考えや気持ちを変えることは非常に難しいと思いますが，練習程度に1度試してみませんか？ 今度の買い物のときに護衛とともに買い物に行くって考えてみませんか？ 私も後ろからそっと着いていきますから……！」
A：「ちょっと，試してみようかなぁ」
Ns：「やってみましょうよ，できるできないは別にして，そう考えて買い物をしたときの気分とかがどうだったのかなど，また話して，また考えましょうよ」
A：「そうですね，今度やってみます！ でも，難しいだろうなぁ」
Ns：「いいんですよ，これは失敗も成功もないんですから，こうやってチャレンジしてみようって考えただけでもすばらしいじゃないですか？ 私が，反対に自分の思っていることと違うことを思ってみろって言われたら，そりゃ大変ですよ，難しいですよ，だから，やってみようって気持ちだけでもすごいことですよ！」

A：「そうですね！」

文献

Bentall, R.P., Haddock, G. and Slade, P.D.（1994a）Cogniteve behavior therapy for persistent auditory hallucinations from theory to therapy. *Behav. Ther.* 25；51-66.

Caldwell, T.M. and Jorm, A.F.（2001）Mental health nurses' beliefs about likely outcomes for people with schizophrenia or depression：A comparison with the public and other healthcare professionals. *Australian and New Zealand Journal of Mental Health Nursing* 10-1；42-54.

Chadwick, P.D.J. and Lowe, C.F.（1990）Measurement and modification of delusional belifes. *J consult Clincal Psychol* 58；225-232.

Chan, S.W.-C. and Leung, J.K.-Y.（2002）Cognitive behavioural therapy for clients with schizophrenia：implications for mental health nursing practice. *Journal of Clinical Nursing* 11；214-224

Dickerson, F.B.（2000）Cognitive behavioral psychotherapy for schizophrenia a review of recent empirical studies. *Schizophrenia Research* 43；71-90.

Durham, R., Guthrie, M., Morton, R. et al.（2003）Tayside-Fife clinical trial of cognitive-behavioural therapy for medication-resistant psychotic symptoms：Results to 3-month follow up. *Br J Psychiatry* 182；303-311.

Emma, W.（菊池安希子 監訳）（2008）統合失調症のための集団認知行動療法．星和書店．

Garety, P., Fowler, D., Kuipers, E. et al.（1997）London-East Anglia randomized controlled trial of cognitive-behavioural therapy for psychosis II. Predictors of outcome. *Br J Psychiatry* 171；420-426

Garety, P.A. and Freeman, D.（1999）Cognitive approaches to delusions：A critical review of theorie and evidence. *British Journal of Clinical Psychology* 38；113-154.

Garety, P.A., Kuipers, E., Fowler, D., Freeman, D. and Bebbington, P.（2001）A cognitive model of the positive symptoms of psychosis. *Psychological Medicine* 31，189-195.

Haddock, G., Tarrier, N., Morrison, A.P. et al.（1999）A pilot study evaluating the effectiveness of individual inpatient cognitive-behavioural therapy in early psychosis. *Soc Psychiatry Epidemiol* 34；254-258.

Happell, B. and Roper, C.（2002）Promoting consumer participation through the implementation of a consumer academic position. *Nurse Education in Practice* 2-2；73-79.

狭間直己・藤井薫（1989）Beck Depression Inventory の妥当性の検討．九州神経精神医学 35；28-32.

石垣琢麿・丹野義彦ほか（1998）幻聴に関する半構造化面接法（SIAH）の開発．日本

健康心理学会．第 11 回大会発表論文集，pp.99-95.
石垣琢麿（2004）幻聴と妄想に対する認知療法．SST ニューズレター 16-1；2-5.
Jackson, H., McGorry, P., Edwards, J. et al.（1998）Cognitively oriented psychotherapy for early psychosis (COPE) : preliminary results. Br J Psychiatry 172（Suppl.33）; 93-100.
Kingdon, D.G. and Turkington, D.（1991）The use of cognitive behavior therapy with a normalizing rationale in schizophrenia, preliminary report. J Nerv Ment Dis 179 ; 207-211.
Kingdon, D.G. and Turkington, D.（1994）Cogniteve behavioral Therapy of Schizophrenia. Guilford, New York.
北村俊則（1988）精神症状測定の理解と実践．海鳴社．
北野進・松坂大輔・堀万里子（2003）急性期看護における幻聴マネジメントの効果．日本精神科看護学会精神科救急・急性期専門学会．
北野進・渡部大志・阿部理沙ほか（2004）妄想に対する認知療法の試み――信念変容法を用いて．日本精神科看護学会精神科救急・急性期専門学会．
北野進（2009）触法行為歴のある統合失調症入院患者の妄想に対する認知行動療法．第 9 回日本認知療法学会 164.
熊谷直樹・丹羽真一・永久保昇ほか（1990）簡易精神症状評価尺度（BPRS）．精神科診断学 1 ; 547-566.
Miller, W.R. and Rollnick, S.（松島義博・後藤恵 訳）（2007）動機付け面接法――基礎実践編．星和書店．
宮田量治・藤井康男・稲垣中ほか（1995）BPRS 日本語版の信頼性の検討．臨床評価 23-2 ; 357-367.
Sensky, T., Turkington, D., Kington, D. et al.（2000）A randomized controlled trial of cognitive-behavioural therapy for persistent symptoms in schizophrenia resistant to medication. Archives of General Psychiatry 57 ; 165-172.
丹野義彦・石垣琢麿（1997）妄想的観念の構造化の試み――妄想観念チェックリストの作成と健常者における妄想的観念．日本心理学会第 61 回大会論文集，p.162.
丹野義彦・石垣琢麿（1999）妄想的観念のアセスメントの試み――半構造化面接法を用いて．日本心理学会第 63 回大会発表論文集，p.156.
丹野義彦（2001）エビデンス臨床心理学．日本評論社，p.145, 164.
Tarrier, N., Yusupoff, L., Kinney, C. et al.（1998）Randomised controlled trial of intensive cognitive behaviour therapy for patients with chronic schizophrenia. Br Med J 317 ; 303-307.
Turkington. D., Kingdon, D. and Turner, T.（2002）Effectiveness of a brief cognitive-behavioural therapy intervention in the treatment of schizophrenia. British Journal of Psychiatry 180 ; 523-527.
Turkington, D., Kingdon, D., Rathod, S. et al.（2006）Outcomes of an effectiveness trial of cognitive-behavioural intervention by mental health nurses in schizophrenia. Br J Psychiatry 189 ; 36-40.

Wells, A. and Matthews G(箱田裕司・丹野義彦・津田彰 訳)(2002)心理臨床の認知心理学——感情障害の認知モデル.培風館.
Wright, J. et al.(古川壽亮 監訳(2010)認知行動療法トレーニングブック.医学書院)
山本真理子・松井豊・山成由紀子(1982)認知された自己の諸側面の構造.教育心理学研究 30 ; 64-68.
山崎修道・田中伸一郎・森本幸子ほか(2004)Peters et al Delusions Inventory(PDI)日本語版の作成と信頼性・妥当性の検討.臨床精神医学 33-7 ; 911-918.
横田正夫・丹野義彦・石垣琢麿(2003)統合失調症の臨床心理学.東京大学出版会,p.86.

| 第6章
看護における認知行動療法の課題と展望
| 白石裕子

1 看護へのCBTの適応

1.1 看護師の業務と特性

看護師の業務は，昭和23（1948）年に制定された保健師助産師看護師法により，以下のように定められている。

第5条　この法律において「看護師」とは，厚生労働大臣の免許を受けて，傷病者若しくはじょく婦に対する療養上の世話又は診療の補助を行うことを業とする者をいう。

第37条　保健師，助産師，看護師又は准看護師は，主治の医師又は歯科医師の指示があった場合を除くほか，診療機械を使用し，医薬品を授与し，医薬品について指示をし，その他医師又は歯科医師が行うのでなければ衛生上危害を生ずるおそれのある行為をしてはならない。

看護師の特性として考えられるのは，まず，24時間体制で患者を看護するシフトワーカーであり，その長所と短所としては以下のようなことが考えられる。

長所
- 日常生活の援助を通して，患者の身近な存在として機能できる。
- 24時間体制で患者の状態を把握できる。
- 昼間と夜間の患者の症状の差が観察できる。

短所
- 固定化された時間での関わり（治療の構造化）が難しい。
- 他職種と同じ時間帯で連携することが困難なときがある。
- チームで関わるため一人の患者とじっくり向き合えないときがある。

次に，病院の専門職のなかでは一番数が多いということも挙げられる。その特性にも次のような長所と短所が考えられる。

長所
- 看護チームを組んでケアに当たるため多面的に患者をとらえることができる。
- 病院のなかでの組織力がある。
- 医療チームのなかでの発言権が強い。

短所
- 一人ひとりの看護師の知識量や技術の差がある。
- 看護職だけで組織化できるため多職種に対して排他的なところがある。

1.2　CBTの看護師への適用の長所と端緒

こうした看護師の特性をふまえて，CBTを看護師の実践に適用するにあたって，以下のような長所と短所が考えられる。

長所
- 日常生活の援助のなかで治療的に関わることができる。
- 患者のセルフマネジメント能力の向上を日常生活のさまざまな場面で確認できる。
- 構造化した場面でなくてもタイムリーに介入できる。
- CBT モデルにあてはめることで対応困難な患者でもネガティブな感情が発生しにくい。
- CBT モデルにあてはめることでアセスメント能力が向上する。
- 多職種と CBT というキーワードで共通項が見出せる。

短所
- シフトワークのため構造化したセッションをもつことが難しい。
- チームで看護を行なうため各看護師の CBT への認識や知識・スキルが異なる。
- 医師との関係性から"治療"という枠組みでの介入が困難である。

2 看護師と多職種との連携

2.1 多職種連携の定義

　精神科の医療現場では，医師，看護師以外に，臨床心理士（Clinical Psychologist：CP），精神保健福祉士（Psychiatric Social Worker：PSW），作業療法士（Occupational Therapist：OT）などの多職種とチームで働くことが多い。こうした，多職種との連携は，医療のみならず，福祉の現場でも行なわれており，松岡（2007）は，多職種連携を「主体性を持った多様な職種間にネットワークが存在し，相互作用性，資源交換性を期待して，各職種が共通の目標達成を目指して展開するプロセスである」と定義している。

2.2 多職種連携の長所と短所

多職種連携の長所として,以下のようなことが挙げられる。

長所
- クライエントの問題解決に関すること:ケア対象者の問題に対する包括的な分析によって,より創造的な問題の解決や介入が行なわれる。
- 資源配分に関すること:より多くの資源へのアクセスが可能になり,また多くの資源を調整してそれらを結合することで適切な資源を最大限に活用することができるという経済効率性への期待がある。
- 専門職に関すること:多職種連携を行なうことで,専門職個人の人格的発達だけでなく,技術が向上し,仕事上のよりよい環境も作り出される。また,個々の専門職の責任分配がなされて失敗の衝撃が緩和され,同僚からのサポートが得られることでバーンアウトに陥る危険性が減る。

一方,多職種連携における短所として,以下のようなことが挙げられる。

短所
- ケア対象者にとって,生活の全面的な管理によって依存性が増す恐れがある。
- メンバー相互の意見調整に時間がかかる(非効率性)。
- 多くの職種が意見一致の圧力を感じることで,創造的な問題解決が抑制される危険性がある。
- 多職種連携によって職種間の役割混乱や葛藤が起こる可能性がある。

2.3 多職種チームのタイプ

多職種医療チームのあり方として,Multidisciplinary(マルチディシプリナリー/マルチモデル),Interdisciplinary(インターディシプリナリー

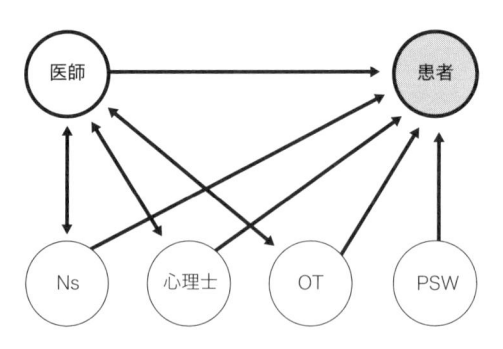

図1 マルチモデルの図式化

／インターモデル），Transdisciplinary（トランスディシプリナリー／トランスモデル）の3つのタイプが提唱されている。

① マルチモデル
マルチモデルは，権威モデルともいわれ，起源は医学モデルにある。医師は治療方針を決めるために，患者の情報を異なった専門職から個別に収集するものであり，他の専門職も同様に自律性・独立性を保持している。専門職の役割は明確であるが，専門職間のコミュニケーションは限定されており，各専門職の高度な技術を駆使して課題が達成される。救急医療などの適応には効果的である。このモデルでは，医師を頂点とした階層性が存在している（図1）。

② インターモデル
インターモデルは，コンセンサスモデルともいわれ，通常直接ケアの提供時に構成され，チームメンバー間の関係は対等で，意思決定はチーム全体で行なわれる。慢性疾患患者のアプローチに適している。一方で職種の知識・技術・役割・責任はしばしば重複しているため，「縄張り争い」，競争，葛藤などがしばしば起こる。このモデルでは，階層性はみられないが，重なり合うところがあるため，葛藤が生じるこ

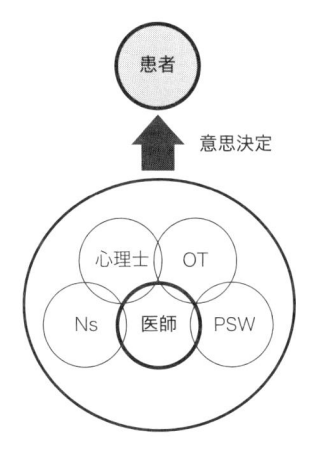

図2　インターモデルの図式化

とがある（図2）。

③ トランスモデル

トランスモデルは，マトリックスモデルともいわれ，起源は乳幼児の早期介入領域と障害児領域である。このモデルの特徴は役割解放といわれるもので，自己の機能を他のチームメンバーに解放して共有する。他の専門職の知識と技術を吸収したうえで包括的サービスが提供される。介入プログラムにおいては家族の参加が重要な要素となっており，そのためチームプロセスの当初から当事者と家族を含めて展開される。このモデルは，専門職の階層性はなく，専門職の壁を越えて患者や家族と関わることができる（図3）。

看護師がCBTを実践する場合，多職種と協働することが重要であることはいうまでもないが，どのようなチームで実践していくかについて，この多職種モデルは大いに参考になるものである。急性期の治療については，医師の指示のもとでのマルチモデルで示されるチーム編成が

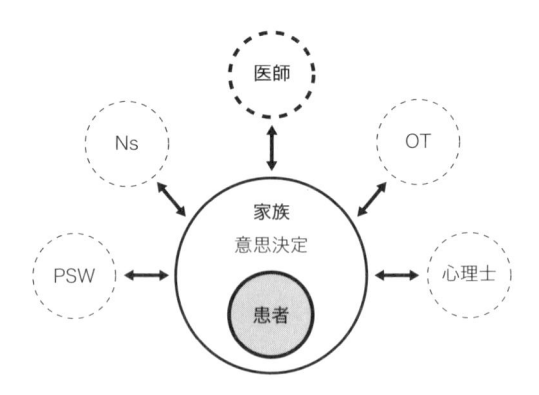

図3　トランスモデルの図式化

有効であるが，慢性期や退院支援や地域でのケアにおいては，マトリックスモデルのようなチーム編成が有効であると考える。さらに，今後，ACT（Assertive Community Treatment：包括的地域生活支援プログラム）に代表されるような，地域で精神障害を抱えた人たちをケアしていくサービスが主流になっていくと考えられる。こうしたアウトリーチ型のサービスを行なうには，専門性の壁を越え，患者のニーズに合ったケアを提供しうる体制が求められる。

3　看護師の裁量権の拡大とCBT

近年の医師不足，地域の偏在などにより，これまでのような医師だけに絶対的な裁量が与えられている医療提供体制では，国民のニーズに応える事が困難になってきているという背景から，日本学術会議健康・生活科学委員会において，看護職の裁量権の拡大についての討議が2006年よりなされている。

精神看護の分野では，2007年12月14日に，日本精神保健看護学会から意見が出されており，そのなかで，専門看護師が行なうものとして，

以下のような看護師の裁量権の拡大についての提言がなされている。

- 行動制限——患者の隔離・拘束の実施，解除を医師の診察を待たずに指示できる。
- 処方権——一定の薬剤（不眠・不穏・不安時薬，下痢・胃薬・頭痛薬等）の処方・調整権
- 通院精神療法——心理教育的なアプローチによる精神療法，CBTに基づいた集団精神療法など
- 入院精神療法——服薬指導・症状管理・地域資源との連携・調整など
- 開業権——精神保健相談所の開業権の獲得

米国では，1965年から修士課程でのCNSの養成と臨床実践能力を強化したAdvanced Practice Nurse（APN：高度実践看護師）の養成が進み，2009年現在で，看護師全体の8.3%に相当する24万人を超えている。そして，第1部で述べたように，州によって裁量権に違いがあるものの，多くが医師との連携のもとに処方権をもっており，開業による診察も行なっている。

今後わが国においても，看護師の裁量権の拡大の流れが進んでいくことが予想されるが，CBTを実践する看護師は，専門看護師の資格の有無に関わらず，アーロン・ベックの研究所（Academy of Cognitive Therapy）で実施されている資格制度を参考にした，資格を受けることができるような制度の確立が望まれる。

Academy of Cognitive Therapyでは，CBTの資格取得には，メンタルヘルスに関わる専門職（医師，心理士，ソーシャルワーカー，精神科看護師など：修士過程終了以上）を対象に，40時間以上の研修，10例のスーパーバイズを受けること，5冊以上のCBTに関する図書を読むことを条件としており，世界中の人が対象となる。

今後，看護師への研修として，日本看護協会，日本精神看護技術協会（日精看）などと連携して，各主要都市で，初級，中級，上級といった段階的な講義を受け，それを受講した後に，それぞれの職域での事例をスーパーヴァイズしてもらう，などの研修体制が急務であると考える。

　筆者は，2010年9月に「九州認知行動療法看護研究会」を立ち上げ，宮崎県での活動を開始した。まだ少人数ではあるが，CBTの理論やスキルなどを学習し，ニューズレターの発行などを行ない，2014年現在では，会員数は70名を超え，ホームページを通して活動を紹介し，他県へのCBTの出張研修なども実施している。今後事例検討なども行なう予定である。九州の精神病院においても，CBTを治療プログラムとして採用する病院が増加しており，看護師もチームの中に入っているケースが多いが，体系的な学習が不十分なまま実施されているということであった。今後，さまざまなところで，CBTに関する研修の需要が高まってくると予想されるため，その指導者やスーパーバイザーの養成も重要な課題である。

註

1 ── ACTは，重い精神の障害を持った方たちが地域で生活できるように支援するための，最も集中的・包括的なケアマネジメントのモデルの一つであり，その有効性から，現在世界各国で実践されている。ACTのケアには以下のような特徴がある。

　①多職種によるチームアプローチ
　　看護師，ソーシャルワーカー，リハビリテーションの専門家，作業療法士，精神科医，薬剤師などの多職種の専門家によってチームを構成する。
　②スタッフ・利用者の比率
　　10名程度のチームスタッフに対して，100人程度の利用者を上限とする。すなわちスタッフ1人に対して10から12人の利用者の比率を保つ。
　③ケアの共有
　　特定の利用者に対して中心的な役割を果たすケアマネジャーが指定されるが，

チームの全員が全ての利用者について十分な知識をもち，ケアを分担して支援する。
④「生活の場」での支援
　利用者が生活している場面での相談・支援が原則で，積極的に訪問が行われる。
⑤直接サービスを提供
　必要な保健・医療・福祉のサービスの大部分を，チームが責任をもって直接提供することで，サービスの統合性を図る。
⑥1日24時間／週7日体制
　1日24時間・週7日対応で，危機介入にも対応する。
⑦無期限のサービス
　原則的にサービスの提供に期限はないが，利用者が回復しニーズがなくなった場合などには，他のサービスに引き継ぐこともある。
⑧柔軟なサービス
　必要なときに，必要な場所で，必要なサービスを提供する。

文献

松岡千代（2007）高齢者ケアにおける多職種連携に関する実証的研究 ──「チームワーク」機能モデルの検証．関西学院大学大学院社会学研究科博士学位論文．

編者略歴

白石裕子
（しらいし・ゆうこ）

宮崎大学医学部看護学科地域・精神看護学講座精神看護学領域教授。教育学修士，博士（医学）。日本バプテスト看護専門学校卒業，香川大学教育学部卒業，鳴門教育大学教育学研究科生徒指導コース修了，香川医科大学医学部環境生態系環境医学部門博士課程修了。

主著　シャロン・フリーマン＋アーサー・フリーマン=著『看護実践における認知行動療法』（監訳・星和書店［2008］），「統合失調症の症状への認知行動療法の動向と展望」『香川県立保健医療大学紀要』1（単著［2004］），「幻覚・妄想の訴えに対する精神科看護師の認知・感情・対処の検討——精神科看護における認知行動療法の導入を目指して」『日本精神保健看護学会誌』19-1（共著［2010］），"Eye movement during facial affect recognition by patients with schizophrenia, using japanese pictures of facial affect" *Perceptual and Motor Skills* 113-2（共著［2011］），「看護実践において認知行動療法は可能か？」『認知療法研究』5-1（共著［2012］）ほか。

執筆者一覧
（執筆順）

白石裕子	編者略歴に記載	[序章／第1部第1・2章／第2部第6章]
岡田佳詠	筑波大学医学医療系	[第2部第1章]
則包和也	弘前大学大学院保健学研究科健康支援科学領域障害保健学分野	[第2部第2章]
石川博康	東京都立松沢病院看護部	[第2部第3章]
國方弘子	香川県立保健医療大学保健医療学部看護学科	[第2部第4章]
北野　進	東京都立松沢病院看護部	[第2部第5章]

Challenge the CBT

看護のための認知行動療法

印刷	2014年8月20日
発行	2014年8月30日
編者	白石裕子
発行者	立石正信
発行所	株式会社 金剛出版（〒112-0005 東京都文京区水道1-5-16）
	電話 03-3815-6661　振替 00120-6-34848
装幀	永松大剛（BUFFALO.GYM）
印刷・製本	シナノ印刷

ISBN978-4-7724-1378-7　C3011　©2014 Printed in Japan

認知行動療法を身につける
グループとセルフヘルプのための CBT トレーニングブック

［監修］=伊藤絵美　石垣琢麿　［著］=大島郁葉　安元万佑子

● B5判　●並製　● 208頁　●定価 **2,800** 円+税
● ISBN978-4-7724-1205-6 C3011

再発予防のストレスマネジメントと
自己理解によるセルフヘルプによる
個々のクライエント・ニーズに応じた
オーダーメイド式 CBT！

認知行動療法 100 のポイント

［著］= M・ニーナンほか　［監訳］=石垣琢麿　丹野義彦

● A5判　●並製　● 264頁　●定価 **2,900** 円+税
● ISBN978-4-7724-1121-9 C3011

認知行動療法にまつわる疑問と誤解を
まとめて解消！
100 のポイントとテクニックで
認知行動療法をコンパクトに解説する。

統合失調症を理解し支援するための認知行動療法

［著］= D・ファウラーほか　［監訳］=石垣琢麿　丹野義彦

● A5判　●並製　● 264頁　●定価 **3,600** 円+税
● ISBN978-4-7724-1179-0 C3011

構造的アセスメントと
ケースフォーミュレーションを駆使して
統合失調症治療を根本から考え抜くための
オーダーメイド認知行動療法。